DES AVANTAGES

DE

L'HYDROTHÉRAPIE.

IMPRIMERIE DE P. BAUDOUIN,
Rue des Boucheries Saint-Germain, 10.

DES AVANTAGES

DE L'HYDROTHÉRAPIE

Appliquée

AUX MALADIES CHRONIQUES ET AUX AFFECTIONS NERVEUSES;

Par le Dr Pigeaire,

Directeur de l'Établissement Hydrothérapique de NEUILLY,
quartier de Longchamps (Neuf-Chateau).

Une vérité de plus en médecine
est un bienfait pour l'humanité.

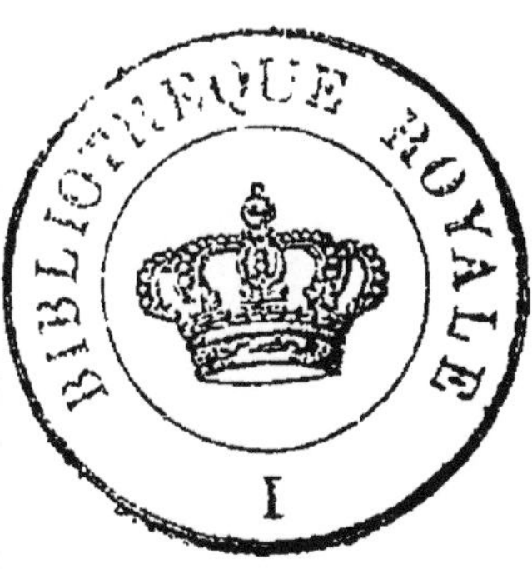

PARIS,

GERMER BAILLIÈRE, ÉDITEUR,
rue de l'École-de-Médecine, 17,

ET CHEZ LES PRINCIPAUX LIBRAIRES;

1847.

INTRODUCTION.

APERÇU SUR LES SYSTÈMES EN MÉDECINE.

Tout le monde s'accorde à reconnaître que la santé est le plus précieux des biens. Les honneurs, le rang, la richesse, ne sont rien pour l'homme qui souffre. Les affections de famille, qui nous sont si chères, déclinent et s'effacent presque sous l'empire de la douleur. Ceux-là seuls dont la santé est belle passent une vie douce et agréable, et jouissent pleinement de l'aspect brillant du ciel. Ces êtres privilégiés sont en trop petit nombre.

Nous accusons la nature, si libérale envers nous de tant de bienfaits, de nous avoir assujétis à trop de maladies et trop d'infirmités. En parlant ainsi, nous proférons un blasphême. Nos maux viennent de nous. Au sein d'une société tumultueuse, imparfaitement organisée, les uns sont abattus par de longs et pénibles labeurs, ou affaiblis par des privations de toute sorte, ou abrutis par la débauche. D'autres, esclaves de nos préjugés et de nos habitudes sociales , ou livrés à des goûts et des plaisirs factices, ou accablés par les soins, le tracas et le souci des affaires, éprouvant et voulant satisfaire des désirs immodérés, dominés par beaucoup de passions , usent promptement leurs forces vitales. L'ennui et des accidents nerveux à mille formes sont le partage des personnes oisives et opulentes. Il n'est pas étonnant qu'avec ce cortége de sensations et de sentiments déréglés, nous ne traînions une existence souvent pénible, et que nos maux ne croissent en nombre, en durée et en gravité. Ne soyons donc pas surpris que les applications de la médecine soient si souvent incertaines et ses promesses plusieurs fois illusoires.

Un homme d'un savoir distingué, estimant peu la médecine, se plaisant beaucoup à la controverse, qu'il soutient avec esprit et une parfaite convenance, me demandait un jour, si l'art de guérir avait fait quelques progrès, non depuis son origine, mais depuis Hippocrate. Pour lui être agréable, je tâchai de rappeler mes souvenirs de lecture, je compulsai à la hâte quelques livres, et j'extrayai le résumé suivant :

L'ORIGINE de la médecine date sans doute de l'époque où les hommes commencèrent à s'agglomérer sur quelques points du globe. Dès l'enfance des sociétés humaines, l'homme dut chercher un soulagement à ses maux , dans l'eau des ruisseaux et des fleuves, dans les végétaux qui se trouvaient àsa portée, et dans toutes les choses que lui inspirait son instinct conservateur.

Plus tard, lorsque les cités furent fondées, il était d'usage, dans certains pays , d'exposer les malades au-devant de leurs demeures, et chaque passant était tenu de donner son avis, et d'indiquer un remède propre à guérir ou à soulager les patients. L'art de guérir n'existait pas encore.

Dans la suite, des temples furent élevés aux Dieux protecteurs de la santé des hommes. Les prêtres qui les desservaient, réunirent dans leurs attributions la majesté du sacerdoce et l'exercice de la médecine. Les malades étaient logés et soignés dans ces asiles sacrés. Les détails de chaque maladie, les divers modes de traitement étaient inscrits sur les colonnes de l'édifice. A l'intérieur et au pourtour extérieur des temples existaient de vastes piscines d'eau lustrale. Les malades y étaient d'abord plongés pour purifier leur corps et ranimer leurs fonctions organiques. Les personnes bien portantes se faisaient un

plaisir et un devoir de remplir un précepte reli-
gieux en y faisant de fréquentes ablutions. Cette
belle et grande institution avait été créée non
seulement dans le but de guérir les maladies,
mais encore et principalement dans celui de
conserver la santé, dont les signes évidents ont
été et seront toujours la beauté, la force et le
courage. Les Anciens étaient pénétrés de cette
idée, qu'un beau corps logeait une belle âme ;
leurs institutions religieuses et civiles tendaient
vers ce double but : leurs grands bains publics,
leurs colysées, leurs forums, leurs gymnases,
leurs immenses amphithéâtres en plein air, leurs
danses, leurs jeux athlétiques, tous leurs exercices enfin, influaient puissamment sur le développement de toutes les facultés humaines. *In
corpore sano, mens sana*, tel est le proverbe qu'ils
nous ont transmis ; nous nous plaisons tous à le
répéter souvent. Malheureusement, nous nous
conduisons de manière à ce qu'il ne nous soit
pas généralement applicable.

Dans les temps où l'hygiène occupait une
grande place dans les institutions, dans les mœurs
et les coutumes des peuples, les rhumes et les
catarrhes étaient presque inconnus ; les maladies
nerveuses ne tourmentaient pas la plus belle
moitié de l'espèce humaine ; les tempéraments

étaient mieux marqués ; la fibre plus robuste et plus forte, et les formes, plus régulières et mieux prononcées, offraient les plus dignes modèles au ciseau des Phidias et des Praxitèle. Les hommes étaient beaux, forts et vigoureux ; leur cœur était animé de l'amour des dieux et de la patrie. Les Romains, comme les Grecs, eurent leur siècle de force. Comme ces derniers, ils s'affaiblirent par l'affaiblissement de leurs institutions. On ne reconnaît plus, sous les empereurs, les hommes que l'on admirait sous Camille ; et ceux qui, aujourd'hui, agitent l'encensoir au Vatican, ressemblent mal aux Romains qui bâtirent le Capitole.

A cette époque reculée, c'était avec lenteur que le temps marquait sur les visages les progrès insensibles de la vie. De nos jours, au milieu de nos villes populeuses, au sein d'une vie souvent déréglée, rien n'est plus ordinaire que de voir sillonnés par les rides du temps, des fronts que devraient embellir encore la jeunesse et les grâces.

Nous ne nous occupons pas, ou du moins nous nous occupons très peu de la santé publique. Nous n'avons aucun établissement institué pour remplir cet objet important, et nous ne cherchons pas plus à prévenir les maladies, qu'à prévenir les crimes. Nous négligeons la branche la plus importante de la médecine, celle de l'hygiène, dont les lois étaient si religieusement observées dans les temps anciens. Il est vrai de dire que, d'après la constitution actuelle de la société, et par le manque d'une salutaire organisation pour l'exercice de la médecine, l'hygiène publique ne peut être qu'incomplète.

N'est-il pas surprenant de nous voir négliger les moyens de conserver notre santé, lorsqu'en général nous avons si peu de foi dans l'efficacité de la médecine? Notre incrédulité est jusqu'à un certain point justifiée par l'incertitude de cet art et la divergence d'opinions parmi les médecins, sur la nature même des maladies, sur les divers systèmes médicaux et les divers modes de traitement. Mais lorsque le mal nous oppresse, le médecin accourt à notre appel ; il écoute nos plaintes et cherche à soulager notre souffrance. Sa mission est encore belle.

La médecine a-t-elle fait des progrès depuis Hippocrate ? Progresse-t-elle de nos jours ? Est-elle susceptible de perfectionnement ? Il faut bien en convenir, il n'est pas de science où les systèmes aient été plus nombreux, plus variables, plus contradictoires que dans la science médicale. Cependant, l'organisation de l'homme, ses fonctions vitales, ses facultés morales et sensitives, et les maladies qui l'assiégent n'ont pas changé de nature. Comment s'est-il donc fait que l'observation des phénomènes de la vie ait donné naissance à tant et de si diverses doctrines? C'est que de tout temps, les hommes ont eu la manie de vouloir expliquer la cause intime des actes vitaux, qui est au-dessus de l'entendement humain.

Hippocrate, le père et le réformateur de la médecine, ne suivit pas cette voie. Il rejeta les systèmes qui régnaient de son temps, et qui tous reposaient sur des idées de physique et de physiologie erronées. Il démontra que les fonctions organiques étaient régies par des lois spéciales, et que les mouvements du corps vivant ne pouvaient pas être expliqués par de vaines hypothèses. Il se borna donc à l'observation des phénomènes vitaux chez l'homme en santé et en maladie, et arriva ainsi à la connaissance de l'homme malade.

Le talent de bien observer est rare. Peu de gens le possèdent. Il semble que ce soit un don de la nature. Hippocrate en fut gratifié. Il avait le génie de l'observation. Personne mieux que lui n'a su décrire avec sagacité, simplicité et clarté, les symptômes d'une maladie. En le lisant, il semble qu'on a sous les yeux les phénomènes dont il fait la description. Ses *Aphorismes,* son *Traité de l'Air,* des *Eaux* et des *Lieux ,* son livre *des Épidémies* offrent des modèles de précision et de savoir.

Hippocrate était humoriste. Il remarqua que les matériaux morbides éprouvaient une coction avant d'être éliminés du corps. Il donna à cette élimination le nom de *crises,* et détermina même les périodes de la maladie où elles se manifestaient.

Les prescriptions thérapeutiques d'Hippocrate étaient en général très simples. Elles tendaient à favoriser les efforts salutaires de la nature.

Les **successeurs** du père de la médecine ne suivirent pas la route qu'il leur avait tracée. Ils entrèrent dans la voie dangereuse des théories systématiques. **Asclépiade** expliqua les phénomènes de la vie par l'existence de corpuscules circulant dans de petits pores. La santé dépendait de la juste proportion des pores avec les matières auxquelles ils donnaient passage ; la maladie résultait de la disproportion qui survenait entre les pores et ces matières. De là, leur stase, c'est-à-dire la maladie elle-même. Ainsi envisagée, toute affection maladive devait céder à l'emploi seul des désobstruants et des incisifs.

Galien parut ensuite. Doué de grandes qualités, il ne prit parti pour aucune des sectes qui divisaient de son temps les médecins. Il se nourrit de la lecture des ouvrages d'Hippocrate, voulut, comme avait fait ce dernier, ramener l'art de guérir dans la voie de l'observation. Il disait que le médecin devait être philosophe, et que sa philosophie devait avoir pour base l'expérience. Cependant il sacrifia aux principes de physique, qui étaient en vogue de son temps. Il se créa une théorie basée sur l'influence des quatre éléments, sur une multiplicité de causes occultes, sur les qualités chaudes, froides, sèches et humides des humeurs. De tout temps, on a accolé le nom de Galien à celui d'Hippocrate. La comparaison de ces deux hommes est toute en faveur de ce dernier. Celui-ci fut fidèle observateur de la nature ; l'autre ne l'égala jamais sur ce point. L'un fut très simple dans ses prescriptions, parce que c'était un homme de génie ; l'autre avait toujours les mains pleines d'ingrédients pharmaceutiques. L'un ne se permit jamais d'interpréter les lois qui régissent l'organisation du corps, l'autre les expliqua par des suppositions gratuites. Sous le rapport de l'élévation des sentiments, Hippocrate est au-dessus de Galien, de toute la hauteur de son génie. Le premier refuse les présents d'Artaxercès, l'ennemi de sa patrie ; Galien se sauve de Rome au moment où la peste y moissonne ses concitoyens.

Galien, néanmoins, occupe à juste titre un rang élevé dans les fastes de la médecine. Nous lui devons le premier ouvrage complet sur l'art de guérir. Ses travaux, son expérience et ses écrits le placèrent à côté, et même pendant longtemps au-dessus d'Hippocrate, qui ne pouvait être compris et admiré que par des hommes d'élite. Les médecins vulgaires, bien plus nombreux, qui se plaisent tant à discuter et à donner des explications sur l'essence obscure des phénomènes de la vie, devinrent galénistes. Ils plurent beaucoup aux malades, avides en général de ces explications hypothétiques, et disposés à prendre avec confiance les nombreux remèdes qui semblent s'adapter à ces fallacieuses théories.

Les **médecins arabes**, dont les plus remarquables sont **Rajez** et **Avicenne**, après avoir commenté les livres de Galien et d'Aristote, adoptèrent et propagèrent le système de Galien. Pendant plusieurs siècles, ce système prévalut dans les écoles et dans la pratique médicale.

La secte des médecins **chimistes** vint après. Le nom de **Paracelse**, leur chef, devint promptement très populaire. Ces médecins ne virent dans les fonctions organiques que des opérations semblables à celles qui avaient lieu dans leurs creusets, leurs matras et leurs alambics. Les actes de la vie ne furent plus que des fermentations, des neutralisations, des sublimations. L'altération des humeurs fut la base principale du système médical des chimistes. Cette altération fut acide ou alcaline. Leur mode de traitement consista à neutraliser les acrimonies acides ou alcalines des humeurs.

A peine **Newton** eut fait connaître la théorie de l'attraction qui retient si merveilleusement chaque planète dans son orbite, que les phénomènes vitaux furent expliqués par l'attraction et la répulsion. Un homme d'un grand génie, **Boerhaave** donna une grande impulsion à cette doctrine. Cependant, sur la fin de sa carrière, il avoua franchement à ses disciples les erreurs qu'il avait commises par ses théories physiques et mécaniques, nullement applicables aux effets immatériels de l'action nerveuse, qui joue un si grand rôle dans l'organisation humaine.

Au dix-septième siècle, la géométrie et l'algèbre furent cultivées avec le plus grand zèle. La philosophie de Descartes régnait alors. Vite, la théorie de ces sciences fut appliquée à l'interprétation des phénomenes physiologiques, et le système des chimistes et celui des mécaniciens furent abandonnés. Les lois inconnues qui président aux actes si compliqués et si variables de la vie, furent résolues par un théorême mathématique.

Après les chimistes et les physiciens, vint la secte des **naturistes**. La nature est le premier des médecins, répétèrent-ils après Hippocrate. Un principe conservateur veille constamment en nous, pour entretenir la santé ou susciter des mouvements salutaires dans les cas maladifs. Sans doute, les efforts de la nature sont constants pour l'entretien de la santé, et tendent aussi à la guérison des maladies. Cependant, malgré le pouvoir et la sagesse de ses opérations, les maladies se manifestent, et souvent la nature seule est impuissante à les guérir. Le médecin ne doit donc pas toujours rester simple spectateur des mouvements vitaux; car si l'aréole inflammatoire arrête les progrès de la gangrène, le médecin sait aussi qu'une inflammation trop forte peut amener cette terminaison funeste. Si le principe conservateur de la vie veillait constamment et puissamment à l'entretien de la santé ou à la guérison des maladies, la médecine serait inutile; elle n'existerait pas. Le célèbre **Sthal**, quoiqu'il ait poussé un peu loin le dogme du naturisme, a dit que l'art de guérir devait toujours tendre à régulariser et à diriger convenablement les efforts salutaires des facultés vitales.

Les **Humoristes** ne virent dans les maladies, que viciations des humeurs dans leurs qualités et leurs quantités. La dégénérescence du sang, de la pituite, de la bile et de l'atrabile, joua un grand rôle selon les tempéraments, les âges et les saisons. Pour les humoristes, les tissus organiques ne semblaient pas participer à la maladie. Dans le trouble des organes circulatoires, dans une affection du foie ou celle des membranes séreuses, la maladie avait son siége dans le sang, la bile ou la lymphe. L'accumulation du sang causait l'inflammation; la dissolution de la lymphe, les hydropisies; la stagnation des liquides occasionnait les obstructions. On saignait pour enlever le mauvais sang. On purgeait, on repurgeait, on évacuait de toute manière pour diminuer la masse des humeurs peccantes. L'art de purger et d'évacuer constituait seul l'art de guérir.

Le système de l'humorisme, comme tous les systèmes, est trop absolu. Sans doute, le médecin jaloux de l'honneur de son art, portera une grande attention sur l'état des fonctions secrétoires, sur la quantité, la nature et l'altération des fluides excrétés ou circulant dans le corps. Cette attention est d'autant plus importante, que ces fluides varient par leur quantité et leur qualité dans le début, le milieu ou le déclin de la maladie. Ainsi, dans un rhume, et je prends cet exemple pour être compris de tous, dès son apparition, il existe un état inflammatoire de la membrane pituitaire, et par conséquent il n'y a pas de sécrétion. Cette fonction se rétablit et augmente peu à peu, à mesure que l'inflammation diminue. Chacun comprend la signification de ces mots : « *Mon rhume mûrit,* » et se représente la nature de l'excrétion qui annonce la maturité de la maladie, c'est-à-dire sa terminaison ; mais la matière secrétée constituait-elle la maladie ?

Le système de l'humorisme est erroné en ce qu'il rejette toute influence de l'activité des soli-

des et de l'appareil nerveux dans la manifestation des phénomènes morbides. Ce système a été
très favorable aux empiriques et aux charlatans
qui l'ont exploité avec grand profit. Qui ne connaît les prétendus dépuratifs du sang et de la
lymphe? Les anti-bilieux, les anti-glaireux, les
anti-goutteux et autres drogues semblables van-
tées par les donneurs de recettes? L'inspection
des urines qui, même dans l'état de santé, sont si
variables en raison d'une vie plus ou moins active, des saisons, de l'état de l'atmosphère, de
la nature des aliments et de la boisson, n'a-t-elle
pas donné lieu au charlatanisme le plus éhonté?
Malheureusement, le vulgaire, et beaucoup
d'hommes appartiennent au vulgaire sur ce
point, se laisse facilement prendre à ces sortes
de jongleries.

La secte des **Solidistes** dont Thémisson fut
le fondateur, n'accorda aux liquides qu'un rôle
passif et tout à fait secondaire dans l'exercice des
fonctions vitales. Tous les états morbides furent
ramenés à trois faits principaux : le resserrement,
le relâchement et l'état mixte. Les relâchants et
les toniques furent les agents thérapeutiques cor-
respondants à cette théorie.

En refusant tout principe d'activité aux fluides,

les solidistes oublièrent l'origine de notre existence. L'embrion aussitôt formé, n'est qu'une mo-
lécule fluide. Il vit cependant; donc il est organisé.
L'on peut dire avec raison que les solides naissent
des fluides. Lorsque ensuite l'organisation a acquis
tout son accroissement, qu'elle jouit de la plénitude de la vie, du développement entier de ses
fonctions, l'on doit reconnaître aux solides et aux
fluides une importance égale dans l'entretien de
la santé et la formation des maladies; que dans
certaines affections, l'action des solides est principalement altérée ; que d'autres, au contraire,
doivent leur origine à l'altération des fluides.

La peur ou toute autre émotion vive viendront
altérer la sécrétion du lait, la nature même de
ce fluide, chez une nourrice impressionnable, ou
bien elles porteront le trouble dans l'écoulement
des menstrues chez une autre personne. Dans
ces cas, il est bien évident que les phénomènes
maladifs ne sont pas dus à l'altération des fluides.

Mais il est plusieurs maladies où l'influence
de ces derniers est manifeste. Sans parler des
affections gangréneuses, plusieurs enfants pré-
senteront les mêmes symptômes de fièvre, d'agitation, etc. Eh bien! l'un sera atteint de la rougeole ; l'autre, de la scarlatine; le troisième, de
la variole; le quatrième n'aura qu'une fièvre in-

flammatoire. S'il n'y avait, dans ces cas, que l'action des solides mise en jeu, bien évidemment les suites en seraient toutes semblables.

Un régime vicieux, une mauvaise alimentation portent également leurs effets fâcheux et sur l'action des solides, et sur la composition des fluides. On sait que dans le scorbut, l'altération de la fibrine du sang est manifeste.

Ainsi, en examinant sans prévention l'une et l'autre de ces doctrines, on doit reconnaître que le solidisme et l'humorisme exclusifs ne sont pas raisonnables.

Brown, savant médecin d'Edimbourg, fut le chef d'une doctrine à laquelle il donna le nom d'*Excitabilité*. Cette doctrine est des plus simples. Toutes les maladies étaient dues à l'augmentation ou à la diminution de *l'excitement*. Deux sortes d'agents thérapeutiques suffisaient à remplir les indications. Il ne s'agissait que de fortifier ou d'affaiblir. Selon l'auteur de ce système, sur cent maladies, quatre-vingt-quinze étaient dues à la faiblesse. Aussi, il a fait un emploi abusif des excitants et des toniques.

La doctrine de Brown séduisit beaucoup d'esprits par sa simplicité. Elle régnait exclusivement en Italie, lorsqu'à la fin du dix-huitième siècle, **Rasori** reconnut le danger du traitement excitant appliqué indistinctement à toutes les maladies. Il répudia les erreurs du maître, et créa un nouveau système tout opposé à celui de Brown. Celui-ci avait cru reconnaître que sur cent maladies, quatre-vingt-quinze étaient dues à un état de faiblesse, et réclamaient l'administration des remèdes toniques ; Rasori, sur cent maladies semblables, reconnut que quatre-vingt-quinze étaient, au contraire, remarquables par l'excitation des forces vitales, et exigeaient des agents thérapeutiques affaiblissants, auxquels il donna le nom de *contro-stimulants*.

Tomassini, après lui avoir fait subir quelques modifications, propagea la doctrine de Rasori. Elle offre ceci de singulier dans la pratique, qu'on reconnaît la nature d'une maladie , non par les symptômes qu'elle présente, mais bien par l'effet du médicament administré. Ainsi, l'intensité d'une maladie est jugée d'autant plus grande que le médicament est porté successivement à des doses plus élevées. La *tolérance* des médicaments, c'est le terme consacré dans cette théorie, devient la pierre de touche au moyen de laquelle on s'assure de la nature de la maladie et de son degré de gravité.

Il y a environ trente ans qu'un homme de génie, l'illustre **Broussais,** créa la doctrine dite
physiologique. D'après cette doctrine, le phénomène le plus important à considérer dans la manifestation des maladies, est *l'irritation*. Quoique l'application de ce mot soit très vague, c'est
sur l'irritation que Broussais a établi la théorie
de presque toutes les maladies. C'est l'irritation
qui constitue l'essence des fièvres, des inflammations, des hémorrhagies, de toutes les névroses
actives, du plus grand nombre des lésions organiques, etc.

Les affections cachectiques, les névroses pas-
sives ou paralysies, seraient dues à l'ab-irritation,
c'est-à-dire au manque d'irritation. Or, une cause
qui n'existe pas ne peut rien produire.

C'est l'irritation qui entretient toutes les maladies fébriles. Elle a alors son siége dans la
membrane muqueuse gastro-intestinale. Les fièvres, de quelque nature qu'elles soient, quelque
forme qu'elles revêtent, seraient toutes, sans distinction, des affections constamment locales,
c'est-à-dire des gastro-entérites.

Toutes les fièvres, à quelque époque de leur
durée que ce fût, n'exigeraient qu'une seule méthode de traitement : la diète absolue, l'eau
gommée et l'application de sangsues sur la sur-

f ace antérieure de la cavité abdominale. C'est-à-dire que toutes les affections fébriles réclameraient le traitement d'une franche maladie inflammatoire.

L'observation des faits contredit cette manière de voir.

Prenons, par exemple, une fièvre quarte intermittente. Un homme, après avoir chassé pendant quelques jours sur les bords d'un marais, éprouve du malaise, des lassitudes ; puis un frisson violent et très pénible se déclare, suivi d'une stade de chaleur au moins aussi pénible que le frisson. Le lendemain et le surlendemain, cet homme vaque à ses affaires ou se livre à ses plaisirs ; il mange, il boit comme s'il n'était pas malade. Mais le troisième jour, et à la même heure que l'avant-veille, les mêmes symptômes se reproduisent avec la même intensité. Qu'était devenu l'état inflammatoire de l'estomac et de l'intestin grêle pendant les deux jours où le fiévreux paraissait jouir d'une bonne santé ? La nature des symptômes et leur périodicité semblent indiquer que cette maladie est purement nerveuse. Si par la chronicité du mal, si par l'effet des remèdes, il se développe plus tard une gastro-entérite, cette inflammation sera donc un effet et non la cause de la maladie.

Un mot sur le traitement de la gastro-entérite,
par les sangsues. C'est ici que la doctrine physiologique manque à son titre. L'application de mille
sangsues sur la surface de la cavité abdominale,
ne peut opérer la soustraction d'un atôme de
sang de la membrane muqueuse de l'estomac et
des intestins. Il n'y a pas un élève en médecine
de trois mois, qui ne sache que le sang des organes gastrique et intestinaux se rend, par la veine-
porte, au foie, et de ce viscère au cœur, et qu'il n'y
a aucune communication vasculaire entre les organes digestifs et la paroi abdominale.

D'après la théorie physiologique, toute irritation aurait un caractère inflammatoire, et nécessi-
terait l'application des sangsues. Ce remède est
bien simple, et s'il était convenable, un grand
nombre de personnes ne seraient plus tourmen-
tées par des migraines violentes, et le tic douloureux serait bientôt guéri. La théorie dite physiologique touche à son déclin. Espérons que tous
les jeunes médecins se pénétreront bien de cette
vérité : que les systèmes en médecine sont des suppositions plus ou moins ingénieuses auxquelles
on s'efforce en vain de ramener la marche de la
nature ; parce que tous ces systèmes sont restreints
dans leurs vues générales, et ne peuvent pas embrasser l'universalité des faits observés dans les

maladies. Il faut donc réduire toutes ces théories à ce qu'elles présentent de positif, et en tirer les notions les plus précises et les plus utiles; car chacune d'elles, dans quelques cas, a fourni à l'art de guérir des observations très intéressantes dont on doit profiter. Il faut recueillir tous les faits qui ont été judicieusement observés sans esprit de secte, et rejeter ceux qui sont le produit de l'imagination.

Il convient encore de remarquer que presque toutes ces théories hypothétiques ont eu pour corollaire l'application d'une thérapeutique presque toujours vicieuse, celle d'abuser des médicaments et d'accoutumer la nature à l'inaction. Il importe de ne jamais oublier cette maxime des grands praticiens : « *Que c'est moins du remède dont on fait choix, que d'une méthode éclairée de traitement, que l'on doit espérer la guérison.* » Cette proposition est surtout applicable à la curation des maladies chroniques. Celles-ci amènent presque toujours un changement notable dans le système entier de l'organisme. Pour arriver à leur guérison, il est de toute nécessité d'agir sur l'ensemble de l'économie qu'il faut modifier par les secours de l'hygiène. Il importe d'activer prudemment les fonctions languissantes et d'équilibrer les actes de tous les systèmes d'organe. C'est de leur harmonie que dépend le rétablissement de la santé.

Le médecin doit se considérer comme le ministre de la nature. Dirige-t-elle sa marche vers la guérison, il n'a qu'à observer si elle parvient sans effort au but désiré. Il doit donc, selon les cas, diriger, activer, modérer ou régulariser ses mouvements.

Tous les médecins ont pour principe de porter leur attention sur l'état moral de l'homme qui souffre. Dans bon nombre de cas maladifs, ce ne sont pas les ingrédients pharmaceutiques qui doivent avoir la préférence.

Un fait trop peu connu mérite d'être cité : Vers le milieu du siècle dernier, un médecin distingué, Bouvard, fut appelé auprès d'un négociant de Paris. Il trouva ce malade dans une espèce de délire sourd, avec une fièvre très forte, accompagnée d'angoisses inexprimables. Les seuls mots qu'il prononçait étaient « *Mes pauvres enfants.* » Après avoir observé attentivement le malade, et fait quelques questions à voix basse à une dame présente à la visite, le médecin sort en disant à la femme du négociant : « Je vais, ma- « dame, vous envoyer une ordonnance qui, je « l'espère, calmera le mal de votre mari. » L'ordonnance fut un billet de 30,000 francs.

Le malade , dès le surlendemain , soldait en pleine convalescence deux ou trois créanciers avides.

Il n'est pas, sans doute, besoin de faire obser-ver que les bains, les saignées, les sangsues et tous les calmants, n'auraient pas eu, dans ce cas, l'efficacité de l'intelligente et bienfaisante action du docteur Bouvard.

L'influence du système nerveux joue le plus grand rôle dans le développement d'un grand nombre de maladies. Il en est cependant à peine question dans les différentes doctrines médicales que nous avons succinctement exposées. Les femmes surtout, chez qui le système nerveux est si impressionable, en reçoivent souvent de fâ-cheuses atteintes. Aux éclats orageux et quelque-fois funestes de leur puberté ; aux fatigues de la gestation, aux labeurs de l'enfantement, succède, vers leur dixième lustre, la dernière et la plus dan-gereuse révolution qui soit attachée à leur exis-tence. Toutes les fois que l'on parle de sensibilité douloureusement excitée, il faut en chercher les exemples chez les femmes, dont la vie tout en-tière est un long sentiment ; au milieu de leur maux, elles nous consolent des nôtres , et nous donnent l'exemple de les supporter avec cou-rage.

Nous terminerons en répétant les paroles d'un ancien praticien : Trop de médecins oublient que l'homme est composé de corps et d'âme; et dans l'application de leurs moyens de secours, ils ne s'attachent pas assez à ceux dont l'âme pourrait obtenir quelque bien. Comme c'est elle qui souffre et qui juge, c'est elle aussi qu'il faut convaincre que le conseil donné est le seul à suivre. L'heureuse persuasion est plus qu'on ne pense un moyen de succès. Par elle, les doutes s'éclaircissent, les craintes s'effacent, l'espéranee naît, la coupe offre un breuvage moins amer; on sourit à la main qui le donne, et la voix qui en promet les bienfaits, pénètre au fond du cœur comme si elle descendait des cieux.

DES AVANTAGES

DE

L'HYDROTHÉRAPIE

CHAPITRE PREMIER.

DE L'HYDROTHÉRAPIE ANCIENNE.

Le but de la médecine n'est pas de faire de beaux systèmes, de se livrer à des théories plus ou moins spécieuses, plus ou moins savantes, son but est de guérir. Le médecin remplit une mission qui lui impose de graves devoirs. Il doit se livrer avec réflexion et jugement à l'observation de tous les moyens curatifs qui paraissent être d'une grande utilité dans la pratique médicale. Rejeter sans examen, sans le connaître, l'emploi de ces moyens, serait une absurdité digne des temps où des médecins contestèrent avec violence, et la circula-

tion du sang, et les effets de l'antimoine, du quin -
quina, de l'inoculation de la variole, et plus tard
de la vaccine, c'est - à - dire, les découvertes les
plus précieuses et les plus certaines dont s'est enrichi l'art de guérir. Le médecin vraiment philosophe doit être pénétré de cette idée : qu'une
vérité de plus en médecine est un bienfait pour
l'humanité. A ce titre, l'Hydrothérapie est appelée à occuper en France, un rang distingué dans
le traitement des maladies. Les effets heureux de
son application détruiront les préventions mal fondées que plusieurs avaient conçues contre cette méthode. Les médecins français adoptent tardivement
les pratiques médicales étrangères ; mais lorsque le
temps en a reconnu la bonté, ils savent les mettre
en usage avec autant et même plus d'efficacité que
partout ailleurs.

Nous avons naturellement de la méfiance pour
tout ce qui est nouveau. Tout le monde connaît
l'histoire de Fulton ; on ne voulut pas se donner
la peine d'examiner si les idées de cet homme,
qui ont changé la face du monde, avaient quelque
fondement plausible d'exécution et d'utilité.

L'Hydrothérapie reçut en France un accueil à
peu près semblable. Tandis que des milliers de
voix proclamaient en Europe l'efficacité de cette méthode, qu'en Allemagne, en Pologne, en Russie,
en Belgique, en Suisse et en Angleterre, il existait

de nombreux établissements hydrothérapiques, une commission de médecins français repoussait l'introduction de ce mode de traitement, parce que son inventeur n'est pas un homme de science.

Un jeune médecin allemand, M. Wertheim, qui a importé en France la méthode de Priesnitz, adressa, il y a environ six ans, à l'Académie Royale de Médecine, un Mémoire sur cette méthode. Les académiciens ne furent pas peu surpris de la prétention exhorbitante de son auteur. Il leur disait en propres termes : L'Hydrothérapie change la face de la médecine. Plus n'est besoin, dans l'exercice de cet art, de saignées, de sangsues, de vésicatoires, de purgatifs, ni d'autres remèdes quelconques. La méthode de Priesnitz, par ses procédés divers, guérit seule toutes les maladies. Le rapport de MM. les commissaires rejeta la prétention de M. Wertheim. Il lui fut répondu que de tout temps, les médecins avaient fait un emploi judicieux de l'eau à toutes les températures, et qu'en conséquence, il n'y avait pas lieu à ce que l'Académie se livrât à de nouvelles observations à ce sujet.

Si la proposition du docteur allemand était outrée, si elle était inconvenante envers l'Académie, dont la plupart des membres ont blanchi honorablement dans la carrière médicale, s'il eut tort de considérer le traitement hydriatrique comme une panacée, la commission a commis aussi une grave erreur, en affirmant que l'hydrothérapie avait été pratiquée de tout temps par les médecins. L'application de l'eau, telle qu'elle a été faite par les médecins anciens, telle que l'emploient, dans de rares occasions, les praticiens modernes, n'offre qu'une analogie très incomplète avec les procédés de l'Hydrothérapie moderne.

Je ne fais nul doute que si M. Wertheim eût été plus convenable dans sa manière de s'exprimer, et si, dans son Mémoire, il eût mis en regard les faits anciens relatifs à l'emploi thérapeutique de l'eau, et les observations nombreuses de l'Hydrothérapie telle qu'elle se pratique de nos jours, je ne fais nul doute, dis-je, que de cette comparaison, il ne fût résulté un rapport tout autre que celui adopté par l'Académie.

En effet, l'eau froide a toujours été considérée comme un agent thérapeutique puissant, à cause de sa propriété à absorber une grande quantité de calorique, et de l'impression secondaire qui en résulte sur le système nerveux. Aussi, ce remède bien simple, dont l'action est toujours sûre, offre souvent des résultats merveilleux. Tous les médecins sont d'accord là-dessus. Ils doivent, par conséquent, être disposés à examiner les effets divers de l'emploi varié de l'eau, qui, combiné avec les procédés de la sudation, l'exercice et le régime alimen-

laire, constitue une méthode toute nouvelle de traitement, applicable à un grand nombre de maladies·
Tous les faits observés depuis les temps anciens cons-
tatant l'efficacité de l'emploi de l'eau en médecine,
deviennent les arguments les plus favorables à la
méthode hydrothérapique. Aussi, dans une brochure
que nous publiâmes en 1842 sur cette méthode,
nous jugeâmes utile de rapporter succinctement
quelques faits anciens très intéressants, qui semblent
devenir les corollaires de ceux si communs dans la
pratique de l'hydrotbérapie moderne (1).

Nous y disions : « Les médecins ont dans tous
les temps fait usage de l'eau froide, tant à l'intérieur qu'à l'extérieur, dans la plupart des affections
maladives qui affligent l'espèce humaine. Hippocrate, Avicenne, Ambroise Paré, Doublet, Ronde-
let, Gabriel Falloppe, Laurent Joubert, Chirac,
François Martel, Zimmermann, Offmann, Tissot,
Pomme, Lamorier, Danter, Lombard, Marcard,
Percy, Tanchou, etc., etc., en ont obtenu les effets
les plus salutaires dans leur pratique, et en ont
préconisé l'emploi dans leurs écrits.

« Le mémoire de Percy, sur l'emploi de l'eau en

(1) Considérations sur le Traitement des Maladies
par la sueur, l'eau froide, l'exercice et le régime :
Paris, chez Germer-Baillière, rue de l'École-de-Médecine, 17.

chirurgie, est rempli des faits les plus concluants sur l'efficacité de l'application de l'eau dans les cas chirurgicaux les plus graves.

« En 1752, le duc d'Orléans ayant reçu, dans une bataille, une blessure au métacarpe de l'une de ses mains, éprouva des accidents nerveux si graves, que les médecins et chirurgiens appelés, étaient d'avis de faire l'amputation. Chirac, l'un des consultants, conseilla, pour tout moyen curatif, l'emploi de l'eau froide. Le prince dut la vie et la conservation de son bras aux applications, affusions et immersions d'eau ; et nul autre remède ne put partager avec elle la gloire d'une cure aussi brillante. »

Mais les choses les meilleures sont souvent négligées ou méprisées parce qu'elles sont les plus simples.

« Trop souvent, dit Percy, un dédain orgueilleux pour les choses vulgaires a fait préférer les pompeuses préparations pharmaceutiques, auprès desquelles la modeste prescription de l'eau ne pouvait trouver grâce.

« Un événement assez mémorable rendit fortuitement à l'eau le rang qu'elle avait jadis tenu parmi les remèdes consacrés à la chirurgie. Le 4 juin 1785, à Strasbourg, plusieurs canonniers du régiment de Metz, dont M. Lombard était le chirurgien en chef, furent blessés, à diverses parties du corps, par l'éclat de pièces d'artillerie qu'on soumettait à l'é-

preuve. Au nombre de ces canonniers était Piche-
gru. Six d'entre eux avaient eu les mains dilacé-
rées par l'écouvillon ou par le bourroir. «Nous avions
été incertains, dit Percy, qui avait été offrir ses
services à son confrère Lombard, si nous ne désarti-
culerions pas ces mains. » Cinq autres avaient été
frappés aux bras par une pièce crevée à son premier coup, et les plaies étaient avec une perte de
substance et une contusion assez considérables. Le
chirurgien Lombard, homme d'un vrai mérite, appliqua le premier appareil sur ces plaies contuses
et déchirées, et tout se passa selon les règles de
l'art.

« La nouvelle de cet accident s'étant répandue
dans le pays, un meunier alsacien vint trouver l'in-
tendant de la province, et lui persuada si bien qu'il
savait rendre l'eau ordinaire infaillible pour la guérison de toutes sortes de blessures, que ce magistrat
ordonna que les canonniers fussent remis *immédiatement* au meunier, pour être pansés *exclusivement*
par lui. Le bonhomme se mit à laver leurs plaies
avec de l'eau de rivière, dans laquelle il jetait un
peu d'une poudre blanche en marmottant quelques
mots inintelligibles, et faisant divers signes tantôt
d'une main, tantôt de l'autre. Après avoir bien lavé
et baigné les plaies, il les couvrait avec du linge
et de la charpie que les dames de la ville lui pro-
curaient en abondance, et qu'il trempait dans son

2.

eau, toujours en gesticulant et prononçant à voix basse *les paroles sacrées*.

« On ne découvrait les blessures qu'une fois par jour ; mais de trois heures en trois heures, on avait soin de les arroser avec de l'eau du meunier, qu'il appelait son eau bénite.

« Toutes ces plaies furent cicatrisées en six semaines, sans avoir causé de grandes douleurs et sans qu'on y eût appliqué autre chose que de l'eau, et toujours médiocrement froide.

« On se doute bien, ajoute Percy, que, faute d'avoir été maintenus avec des éclisses et des palettes palmaires, la main et les doigts durent rester un peu difformes chez quelques blessés, mais la cure n'en fut pas moins étonnante.

« La leçon que nous avait donné le meunier, avoue le digne Percy, ne fut pas perdue pour nous ; et dans d'autres épreuves de pièces d'artillerie qui furent faites plus tard, nous eûmes trente-quatre blessés qui furent pansés avec de l'eau pure par Lombard, tantôt avec de l'eau froide, tantôt un peu tiède, selon l'état de leurs plaies. Les parties blessées furent soutenues avec des attelles et autres moyens mécaniques appropriés aux cas. Enfin, le quarante-cinquième jour, malgré la gravité et la complication de quelques-unes des blessures, toutes furent guéries.

« J'ai fait aux armées un grand usage de l'eau

de source, de pluie, de ruisseau, de rivière; j'en mouillais la charpie et les compresses; et dans bien des cas, ce traitement seul durait jusqu'à la guérison.

« Au commencement de la guerre, avoue encore ce chirurgien renommé de nos armées impériales, je craignais que les blessés, ne me voyant employer que de l'eau pour les panser, ne murmurassent et ne conçussent des inquiétude sur ma capacité ainsi que sur leur sort; aussi, dans les premiers temps, je blanchissais très légèrement l'eau avec quelques gouttes d'acétate de plomb qui ne pouvait lui faire subir aucune altération; mais bientôt ne me gênant plus, je me servis de l'eau toute pure, et la plupart de mes collaborateurs en firent autant.

« Combien de fois les eaux de la Moselle, du Rhin, du Danube, du Lech, du Leman, de l'Oder, de l'Elbe, du Bug, de la Vistule, du Niémen, de l'Ebre, du Tage, du Guadalquivir n'ont-elles pas fait seules tous les frais des pansements de nos nombreux blessés?

« C'est principalement dans les plaies avec déchirement des membranes, des aponévroses, des tendons, etc., que l'eau a le plus d'efficacité. Avec elle, dit Percy, j'ai sauvé, dans une foule de circonstances, des membres et surtout des mains et des pieds qui étaient à tel point dilacérés et maltraités, qu'il paraissait imprudent d'en différer l'amputation. De longues immersions dans l'eau froide ou dégourdie selon la saison et l'opportunité de lieux, l'application d'éponges ou de linges imbibés d'eau ; l'eau enfin sous toutes les formes, prévenait ou modérait les accidents, contenait dans de justes bornes l'irritation et l'inflammation, amenait une suppuration aussi bonne que le comportait la nature des parties blessées, et j'obtenais une guérison que nul autre moyen ne pouvait disputer à l'eau, puisque je n'avais eu recours qu'à elle.

« Dans les fractures voisines des articulations, il faut prodiguer l'eau froide sur celles-ci. Le conseil donné par le père de la médecine et par Celse, est confirmé par l'expérience. Je puis dire que c'est à cette pratique si facile et si naturelle, que j'ai dû la guérison, sans ankilose, d'un grand nombre de coups de feu près des articulations et même les intéressant quelquefois.

« Parmi les espèces de miracles que j'ai vu opérer à l'eau, dans les plaies d'armes à feu, je citerai la guérison de près de soixante jeunes volontaires d'un bataillon qu'on appelait *du Louvre*, qui, immédiatement après sa formation et son arrivée à l'armée, fut commandé, le jour de Noël, pour l'assaut de la montagne Verte, près Trèves. Les plaies furent recouvertes de compresses toujours imbibées d'eau. Il ne leur fut pas fait d'autre pansement. La plupart des blessés n'eurent pas même d'ankilose, quoiqu'ils eussent eu les pieds traversés dans tous les sens, avec dédhirement des tendons, aponévroses et ligaments, et avec fracas des os, soit du tarse, soit du métatarse.

« M. Leizawski, capitaine polonais, reçut, au passage du Bug, un coup de feu qui lui brisa la rotule. On arrosa nuit et jour la plaie avec de l'eau froide. Il ne goûtait les douceurs du sommeil que pendant l'irrigation. On enleva plusieurs esquilles ; la suppuration s'établit presque sans accident, et le trente-troisième jour la cicatrice fut achevée.

« Dans les grandes sugillations, échymoses, l'eau froide est le meilleur remède. Lorsque les mains et les pieds ont été comme moulus et comminés sous la roue d'une voiture ou sous une pesante pierre, on les croit perdus sans ressource ; mais si on lave les parties blessées aussitôt avec la première eau qu'on aura à sa portée, si on les trempe le plus longtemps qu'il sera possible dans des vases d'eau fraîche souvent renouvelée, et qu'on les tienne continuellement enveloppées de linges ou d'éponges mouillées, on sera surpris, au bout de quelques jours, de les trouver chaudes, vivantes, et se rétablissant à vue d'œil.

« Dans les lésions de la tête, l'application de l'eau froide est au moins aussi utile que dans celles du reste du corps. Varner l'a préconisée dans les plaies de tête avec menace d'engorgement et de compression cérébrale.

« Le baron Larey, ce chirurgien si renommé, a éprouvé, en Egypte, tous les avantages de l'emploi chirurgical de l'eau. Celle du Nil a fait des prodiges entre ses mains, et c'est à juste titre que les anciens ont appelé ce superbe fleuve, le fleuve de l'abondance et de la santé.

« Les douleurs subites et souvent névralgiques s'apaisent avec une grande facilité par l'immersion dans l'eau froide.

« Hippocrate, et dans ces derniers temps Bertolin et Tissot, ont beaucoup vanté les aspersions d'eau dans les gonflements arthritiques des articulations.

« Il est des états pathologiques de la peau dans lesquels cet organe est pour ainsi dire insatiable d'eau. Telles sont les phlegmasies aiguës, et spécialement l'érysipèle.

« En général, lorsqu'il y a prurit, chaleur, inflammation, les lotions d'eau sont calmantes et rafraîchissantes. Ceux qui, autrefois, avaient *le mal des ardents* la recherchaient avec fureur.

« Le duc de Lorges avait aux jambes de ces ulcérations chroniques et rebelles qu'on appelle vulgairement *loups*; les chirurgiens les plus accrédités n'avaient pu en venir à bout. On fit venir un soldat suisse qui, dans la garnison, passait pour un savant. Cet homme se mit à charmer l'eau, et s'en servit si bien qu'en un mois les jambes du duc de Lorges furent parfaitement guéries.

« Certaines phlegmasies dégénéreraient promptement en gangrène, si on ne se pressait d'en réprimer l'accès délétère par des affusions, immersions et applications continuelles d'eau froide. Theden, d'après le conseil de son ami le docteur Hahn, arrêta les progrès d'une phlegmasie gangréneuse survenue à la jambe et à la cuisse d'un sous-officier, après l'extirpation d'un cor au pied, en enveloppant tout le membre d'un drap de lit trempé dans un seau d'eau très froide. Cette opération fut d'abord douloureuse au malade; mais peu à peu elle produisit une détente salutaire, du sommeil et une bonne transpiration. Il ne fallut que deux jours pour dissiper entièrement ce redoutable accident. »

Tels sont les faits principaux extraits du Mémoire instructif de Percy.

Mais, dirons quelques médecins, les bons effets de l'eau froide ont été de tout temps appréciés; il n'était pas besoin de créer une méthode nouvelle pour en faire l'application. Puisque l'efficacité de ce remède si simple a été reconnue depuis un temps immémorial, pourquoi de nos jours n'en fait-on pas plus souvent et plus généralement usage? En 1785, il était connu depuis longtemps; cependant sans le meunier alsacien, Lombard et Percy n'eussent pas reçu de lui une instructive leçon, et plus tard, un nombre infini de militaires français n'auraient pas eu le bonheur de revoir leurs foyers et d'embrasser leurs mères.

Avant de faire mon premier travail sur l'hydrothérapie, il m'était tombé, par hasard, dans les mains un vieux livre, traduit de l'anglais, sur l'emploi des remèdes simples en médecine, où la prescription de l'eau froide joue un très grand rôle. Ce livre, imprimé pour la première fois en 1747, parvint dans peu d'années à sa treizième édition. Il a pour titre : *Médecine primitive, ou Recueil de remèdes choisis et éprouvés par des expériences constantes ;* par le docteur Wesley.

Dans la préface savamment écrite, l'auteur dit : « Dès le principe, la médecine n'eut d'autre fondement que l'expérience. A mesure que l'on fit des progrès dans la théorie médicale, on négligea peut-être un peu trop les remèdes simples. Les médecins, pour se donner plus d'importance, ne prescrivirent que des médicaments compliqués. Quelques-uns cependant, et je suis de ce nombre, ont, dans ces derniers temps, tâché de ramener l'art de guérir à la simplicité de ses premières règles. Au lieu de remèdes compliqués, basés sur des systèmes hypothétiques, j'ai pris sur moi de recommander aux personnes non prévenues, des moyens de guérison plus aisés, tels que l'air, l'exercice, l'eau, le lait, le petit-lait, le miel, les plantes que notre sol produit, et un petit nombre de remèdes étrangers aussi sûrs que faciles à se procurer. J'ai désigné ceux qui, sous mes yeux, ont eu le plus grand succès, par le mot *éprouvé*. Ma manière d'agir a été basée sur ce principe que je désire suivre dans toutes mes actions : « *Faites pour tous les hommes tout ce que vous voudriez qu'ils fissent pour vous.* »

Ce livre est une collection de remèdes naturels et sans mélange. Une description sommaire accompagne un grand nombre de maladies. Ces descriptions n'offrent pas toutes, une exactitude rigoureuse, mais elles sont suffisantes pour distinguer une maladie d'avec une autre.

L'eau froide est presque toujours en première ligne dans la série des remèdes indiqués pour combattre de vives affections. Dans les cas de blessures par armes à feu et instruments tranchants, dans les brûlures, meurtrissures, entorses, etc., l'auteur émet les mêmes principes et fait les mêmes applications que Percy. « Immédiatement après l'accident, dit-il, plongez la partie affectée dans l'eau froide. Si elle ne peut être plongée dans l'eau, appliquez un linge en plusieurs doubles, trempé dans l'eau, et changez-le quand il commence à s'échauffer. Continuez jusqu'à ce que la douleur et l'inflammation qui en est la suite, ne soient plus à craindre. Dans les fortes blessures, une saignée devient souvent nécessaire.

Le docteur Wesley conseillait l'eau froide en boisson, lotions, bains et lavements. « Les bains froids, dit-il, guérissent, dans les jeunes enfants, les convulsions, la toux sèche, les inflammations cutanées, le rachitis, la suppression d'urine, le vomissement, la privation du sommeil.

« Ils guérissent aussi les maladies nerveuses, l'asthme, la coqueluche, les toux nerveuses, les spasmes, les douleurs hystériques, les fièvres intermittentes, la consomption, les fièvres violentes, la migraine, les inflammations, les évacuations involontaires d'urine, la léthargie, les tremblements, les rhumatismes, le vertige, la danse de Saint-Guy, la goutte vague, les douleurs dans le dos, dans les jointures, dans l'estomac; le flux de sang, la lèpre invétérée, les dartres, divers ulcères, la congélation des membres. »

Nous ne citerons que quelques exemples fournis par l'auteur : « *contre la cardialgie (douleur aiguë et violente qu'on sent à l'orifice supérieur de l'estomac)*, buvez, avant de vous coucher, une demi-livre d'eau froide. — *Eprouvé.*

L'expérience a démontré que l'usage de l'eau pure et fraîche, et un régime analogue, étaient les moyens les plus sûrs et peut-être les seuls pour la guérison des gastralgies.

« Contre la colique hystérique (*colique accompagnée d'une douleur violente dans le creux de l'esto-*

mac, *de ballonement du ventre, de défaillance et sou-*
vent d'un vomissement de matières verdâtres), bains
froids. Mistriss Watz, attaquée d'une colique hystérique, avec des transports, des mouvements convulsifs, des sueurs, des vomissements continuels,
des douleurs vagues dans la tête et les membres,
et une perte d'appétit totale, *fut entièrement réta-*
blie après vingt-deux bains froids pris dans l'espace
d'un mois, *sans autre remède.*

« On est souvent parvenu à dissiper l'accès de la
colique hystérique, en appliquant sur toute l'étendue du bas-ventre, des linges trempés dans de l'eau
très froide, même à la glace, en faisant prendre en
même temps des lavements d'eau froide.

« En tête des remèdes contre la coqueluche, on
lit : Faites baigner à froid tous les jours.

« Les bains froids, pris journellement pendant
deux ou trois semaines, ont guéri plusieurs con-
somptions obstinées, avec maigreur excessive et
fièvre lente.

« Contre la fièvre aiguë (*fièvre qui se termine en*
peu de temps, et met la vie du malade en danger). Une
fièvre accompagnée de délire et de privation de
sommeil, a été guérie en plongeant le malade dans
l'eau froide, ce qui est un remède sûr et certain
dans le commencement de toute fièvre.

« Contre la paralysie, faites usage du bain froid ;
faites-vous ensuite frotter et transpirer. »

Après avoir parlé de diverses maladies nerveuses, de leur nature, du régime qu'elles nécessitent, l'auteur ajoute : « Les bains et lavements d'eau froide sont le moyen le plus efficace pour combattre avec succès le plus grand nombre de ces maladies.

« On prend deux bains chaque jour ; un le matin, l'autre le soir. Pour éviter l'impression d'un froid subit, on peut d'abord faire tiédir légèrement l'eau du bain, et quand le malade y aura resté un quart d'heure, on enlevera une partie de cette eau pour en substituer de froide, ce qu'on réitérera plusieurs fois, pendant que le malade restera dans le bain. Au sortir du bain, il se mettra au lit qu'il ne faut pas faire chauffer, et où il demeurera une heure ou une demi-heure. Deux heures après être sorti du bain, il prendra matin et soir un lavement d'eau froide. Il continuera l'usage des bains et des lavements froids pendant un mois et demi à deux mois. »

Les préceptes de l'auteur sur l'emploi des bains sont les suivants : « Toutes les fois que vous voudrez prendre des bains froids, il faut avoir soin :

« 1° De se purger ou se faire saigner *s'il en est besoin*.

« 2° De plonger dans le bain en un seul temps, sans y mettre la tête la première ; de ne pas rester, la première fois, plus de deux ou trois minutes, et même moins ;

« 3° De ne jamais se baigner l'estomac plein ;

« 4° De se baigner deux ou trois fois au moins chaque semaine, jusqu'à ce qu'on ait pris neuf ou dix bains;

« 5° De se mettre au lit et de transpirer immédiatement après, dans le cas de rachitis, d'hydropisie, de rhumatisme, et dans d'autres maladies où il est nécessaire d'expulser du corps certaines matières morbides qui en troublent les fonctions;

« 6° On peut s'accoutumer aux bains froids sans aucun danger, en commençant au printemps et ne faisant d'abord que plonger et sortir du bain aussitôt. Plusieurs personnes ont commencé dans le cœur de l'hiver, sans inconvénient.

« Des parents sages doivent souvent baigner à l'eau froide, leurs enfants.

« La précaution de se laver la tête tous les matins dans l'eau froide, prévient les rhumes et guérit la toux, les maux de tête invétérés et les maux d'yeux. »

Tissot, dont le nom sera toujours vénéré par les médecins dignes de leur titre, a, dans l'avis au peuple sur sa santé, donné les mêmes préceptes.

« Les personnes, dit ce grand médecin, sujettes aux rhumes, celles qu'on appelle fluxionnaires, croient devoir se tenir fort chaud. C'est une erreur qui achève de ruiner leur santé. Cet air, continuellement tiède, affaiblit tout le corps et surtout les poumons; les humeurs, trouvant moins de résistance, s'y jettent toujours plus ; la peau, sans cesse baignée par une petite sueur, se relâche, s'amollit, devient incapable de faire ses fonctions ; la plus petite cause arrête alors la transpiration, et il naît une foule de maux de langueur.

« Ces malades redoublent leurs précautions pour se préserver de l'air froid, et tous leurs soins sont autant de moyens efficaces pour rendre leur santé plus faible ; et cela d'autant plus sûrement que la crainte de l'air assujétit nécessairement à une vie sédentaire, qui augmente tous les maux, auxquels les boissons chaudes, dont ils font usage, mettent le comble. Ils n'ont qu'un moyen de guérir : c'est de se familiariser avec l'air, de fuir les chambres chaudes, de diminuer peu à peu leurs vêtements, de coucher au froid, de ne rien manger et de ne rien boire qui ne soit froid ; les boissons même à la glace leur sont salutaires ; de vivre sobrement, d'éviter absolument le salé, les pâtisseries, les fritures, les crèmes ; de faire beaucoup d'exercice ; et enfin, si le mal est invétéré, de faire usage pendant longtemps d'un peu de kina, et prendre des bains froids.

« Plusieurs personnes qui étaient sujettes, depuis plusieurs années, à être enrhumées tout l'hiver, et qui, pendant cette saison, ne sortaient point et buvaient toujours tiède, ont profité de mes conseils ; elles se sont promenées tous les jours, ont toujours bu froid, et par ces moyens, ont évité entièrement les rhumes, et se sont bien portées. »

En parlant de l'hygiène des enfants, voici ce qu'il dit : « La base de la santé, c'est la régularité avec laquelle se fait la tran piration. Pour obtenir cette régularité, il faut fortifier la peau, afin que la transpiration ne se dérange pas à tous les changements de temps. Pour parvenir à ce point important, il faut laver les enfants, peu de jours après leur naissance, avec de l'eau froide telle qu'on l'apporte de la fontaine. Les lavages tièdes affaiblissent la peau.

« Le lavage à l'eau froide paraîtra révoltant à nombre de mères. Elles croiront tuer leurs enfants. Si elles les aiment véritablement, elles ne peuvent leur donner une marque plus réelle de leur tendresse qu'en surmontant e leur faveur, cette répugnance.

« Les enfants faibles sont ceux qui ont le plus besoin d'être lavés à l'eau froide. Il n'y a que ceux qui, semblables aux vieillards débiles, ont besoin de chaleur, de cordiaux, de frictions pour ne pas périr de faiblesse, à qui ce lavage nuirait. Quant aux premiers, on ne peut croire qu'après l'avoir vu souvent, combien cette méthode contribue à leur donner promptement des forces.

« Il faut les laver très régulièrement tous les jours, quelque temps qu'il fasse et dans quelque saison que ce soit; et dans la belle saison, les plonger dans des seaux d'eau, dans les bassins de fontaine, dans les ruisseaux, dans le lac.

« Après quelques jours de pleurs, ils s'habituent si bien à cet exercice, qu'il devient un de leurs plaisirs, et qu'ils rient pendant l'opération.

« Le premier avantage de cette méthode, c'est, comme je l'ai dit, d'entretenir la transpiration et de rendre les enfants moins sensibles à l'impression de l'air. On les préserve d'un grand nombre de maux, surtout du rachitisme, des obstructions, des maladies de la peau et des convulsions.

« Les enfants doivent vivre au grand air, soit l'été, soit l'hiver; ceux élevés au chaud sont souvent enrhumés, faibles, pâles, languissants, bouffis, tristes, tombent dans la nouure, la consomption, toutes sortes de langueurs, et meurent dans l'enfance ou vivent misérables; ceux qu'on lave à l'eau froide et qu'on élève au grand air, sont l'opposé.

« J'ai, au reste, ajoute ce grand praticien, employé les bains froids avec un succès marqué pour des personnes de tout âge, même pour des septuagénaires. Le bain froid rétablit la transpiration, redonne de la force aux nerfs, et dissipe les infirmités que la faiblesse des nerfs et le défaut de transpiration occasionnent dans l'économie animale.

« Autant les bains froids sont utiles, autant l'usage habituel des bains chauds est pernicieux; ceux-ci disposent à l'apoplexie, à l'hydropisie, aux vapeurs, à l'hypochondrie, et l'on voit les villes où l'usage en est fréquent, désolées par toutes ces maladies. »

Ainsi, tant sous le rapport hygiénique que sous le rapport curatif, les médecins instruits de tous les temps et de toutes les écoles, ont reconnu les bons effets du froid sur le corps humain.

En 1839, le docteur La Corbière a enrichi l'art de guérir d'un ouvrage que tous les médecins devraient méditer. Cet ouvrage est celui d'un savant laborieux, d'un praticien distingué; il renferme des faits très nombreux et très intéressants; il a pour titre : *Traité du Froid, de son action et de son emploi intérieurement et extérieurement en hygiène, en médecine et en chirurgie.*

L'auteur a observé l'action du froid sur tous les états d'air, d'eau, de neige, de glace; sous celui de l'eau en boisson, injections, fomentations, lotions, douches, irrigations, immersions, bains généraux et locaux.

Appuyé sur plusieurs des observations que nous avons rapportées, et sur un grand nombre d'autres qu'il a faites lui-même ou qu'il a tirées des écrits des médecins les plus recommandables par leur savoir et leur pratique dans l'art de guérir, M. La Corbière préconise l'emploi de l'eau fraîche ou de la glace dans les maladies suivantes : Érysipèles, furoncles, affections dartreuses, esquinancies, gastrites, en-

térites, etc.; fièvres dites essentielles, fièvres bilieuses, muqueuses; hépatite, jaunisse; affection
de la vessie, des reins, etc. ; catarrhes, phlegmasies
du cerveau et de ses membranes; typhus, variole,
rougeole, scarlatine, hydrophobie, choléra-morbus,
empoisonnements; toutes les névroses, migraine,
hystérie, épilepsie, tétanos, danse de Saint-Guy,
convulsions, paralysies, hypochondrie, scorbut,
certaines hydropisies, scrofules, rhumatisme, goutte,
squire et cancer; varices, anévrismes, hémor-
rhoïdes, tumeurs blanches, congestion traumatique
du cerveau; plaies d'armes à feu, blessures de
toutes sortes; ulcères, opérations.

Tous les cas que l'auteur rapporte sont accompagnés d'une relation détaillée du traitement employé. Si M. le docteur La Corbière était médecin
hydrothérapiste, on ne manquerait pas de dire, en
voyant la nomenclature des maladies qu'il a si-
gnalées, et auxquelles le traitement par l'eau froide
peut être appliqué avec succès, qu'enthousiaste de
la méthode Priesnitz, il la préconise pour tous les
cas. Cependant M. La Corbière ne connaît pas les
procédés de l'hydrothérapie, ou du moins n'en a
pas vu faire l'application. Le docteur Wesley, en
1747, faisait une nomenclature semblable des affections maladives où l'emploi de l'eau froide était
suivi des mêmes succes. Tous les deux, et tous
ceux qui ont fait usage de cette médication, ont

observé que, sous son influence, la fonction si importante de la transpiration acquérait une activité remarquable.

En parlant du choléra-morbus, M. La Corbière dit : « La glace intérieurement arrête le vomissement, et loin d'empêcher le mouvement excentrique, elle *facilite, provoque et entretient constamment la transpiration*; aussi procure-t-elle aux malades qui en usent, une satisfaction et un bien-être tels, qu'ils la réclament (lorsque l'état de leurs facultés le leur permet), et l'ingurgitent avec une avidité incroyable. »

On lit avec intérêt, dans l'ouvrage du docteur Schedel sur l'hydrothérapie, les résultats les plus heureux et les plus inattendus de l'emploi des ablutions froides administrées contre la fièvre jaune et les autres typhus. Nous n'en donnons qu'un extrait très imparfait; il suffira cependant à prouver l'importance de ce moyen curatif en général trop négligé, quoiqu'il soit peut-être le seul capable de s'opposer à la terminaison presque toujours funeste de ces maladies, malgré les moyens les plus énergiques du traitement médical ordinairement mis en pratique pour les combattre.

En 1787, et dans le mois de septembre, le docteur Wright, en revenant de la Jamaïque, fut attaqué de la fièvre jaune, après avoir soigné un soldat qui en était mort. Les 5 et 6 septembre, frissons, peau brûlante, pouls petit et fréquent, mal de tête, langue sale et pâteuse. Dans la nuit, malaise, inquiétude, délire. Le 7 au matin, vomitif; le soir boisson opiacée; dans la nuit, ni sommeil, ni transpiration. Le 8, fièvre très forte, douleurs dans les lombes et les membres. Dix gros de quinquina, vin de Porto de temps en temps; point de soulagement. Les douleurs ne se calmaient un peu que lorsque le malade était à l'air et sur le tillac. Tous les symptômes reparaissaient avec intensité aussitôt qu'il descendait dans sa cabine; délire la nuit suivante.

Le 9, dès le matin, le malade se fait conduire sur le tillac, et se fait jeter coup sur coup trois seaux d'eau de mer sur le corps. Secousse vive; soulagement immédiat; les douleurs cessent comme par enchantement. Une douce transpiration s'établit aussitôt que le malade fut habillé. Le soir, mêmes symptômes de la veille, même moyen, même effet. L'appétit se fit sentir pour la première fois depuis le 5; la nuit fut bonne.

Le 10, faiblesse générale sans fièvre; affusions froides deux fois dans le jour.

Le 11, tous les symptômes maladifs ont disparu. Affusions continuées pendant les deux ou trois jours suivants, pour prévenir toute récidive. La guérison fut assurée.

Currie, médecin de l'hôpital de Liverpool, à la mémoire de qui M. Schedel a dédié son livre, s'est acquis la reconnaissance de tous pour ses observations pratiques et son zèle a préconiser les aspersions d'eau froide dont il a si judicieusement expliqué les effets salutaires, et dont, à l'exemple de Wrigth, il a fait un emploi si heureux dans les maladies d'un mauvais caractère.

En 1787, Currie traita, par les affusions acqueuses, sept femmes atteintes du typhus. Toutes les sept furent guéries.

En 1792, une épidémie de typhus se déclara dans un régiment; cinquante-huit hommes en furent attaqués ; trois ou quatre, qui furent saignés et soumis au traitement ordinaire, moururent. Les cinquante-quatre autres furent traités par des affusions d'eau salée à douze degrés Réaumur. La maladie s'arrêta sur-le-champ, sur trente-six d'entre eux. Elle fut plus longue sur le restant des malades ; mais tous furent sauvés.

Currie publia ses observations, et invita ses confrères de tous les pays, à mettre en pratique ce traitement, et à vouloir bien lui faire part des effets qu'ils en auraient obtenus.

Cette invitation eut pour résultat la publication des faits suivants :

Dimsdale, médecin de l'hôpital des femmes, à Londres, soumit aux affusions aqueuses, une trentaine de malades atteintes du typhus. Il n'en perdit que deux chez lesquelles les affusions n'avaient été pratiquées que le septième jour de la maladie. Il n'a employé que l'eau ordinaire sans y ajouter du sel.

Le docteur Home, professeur à Edimbourg, a employé avec le même succès les affusions aqueuses.

Le docteur Brée, médecin d'hôpital à Birmingham, constate les mêmes résultats obtenus par cette méthode de traitement.

Le docteur Marshall, médecin militaire à Gosport, obtient le même succès sur soixante malades.

Le docteur Magrath cite plus de cent cas de typhus, où les affusions aqueuses sont suivies d'une transpiration plus ou moins abondante, qui amène une guérison prompte.

Le docteur Nagle, médecin de navire, étant à la Jamaïque, eut dans l'espace de neuf mois, cent vingt malades à traiter du typhus; sur ce nombre, il n'en perdit que deux; tandis que sur les autres navires, où les affusions aqueuses ne furent pas mises en pratique, la mortalité fut très grande. Il rapporte que seize hommes d'un navire marchand furent atteints du typhus. Il en était mort douze, lorsqu'il fut appelé. Les quatre malades restant, traités par lui, furent sauvés au moyen des affusions d'eau de mer.

Le docteur Dewar, médecin militaire à Minorque, a traité deux cents malades. Chez la plupart d'entre eux, la maladie s'accompagnait de délire violent dès le deuxième et le troisième jour, il n'a perdu qu'un seul malade.

Le docteur Gomez, médecin en chef de la flotte de la Méditerranée, eut à traiter deux cent vingt malades. Le pouls faible et irrégulier battait cent cinquante fois par minute. La langue devenait sèche, noire, tremblante. Il y avait insomnie, soubresaut des tendons, délire.

On faisait asseoir les malades dans des baquets contenant 8 à 10 pouces d'eau. On y lotionnait les malades jusqu'à ce que la peau devînt fraîche au toucher, et qu'elle fît chair de poule. On n'attendait pas qu'il survînt des frissons. Le malade était ensuite séché et remis au lit ; il s'ensuivait :

1° Abaissement de la température du corps jusqu'à l'état normal ;

2° Sensation de bien-être général ;

3° Diminution dans la fréquence du pouls ;

4° Diminution de la sécheresse de la bouche et du mauvais goût ;

5° Sommeil calme et rafaîchissant ;

6° Sueur bienfaisante qui terminait la fièvre.

Après les désastreuses campagnes de 1813 et 1814, le typhus vint joindre ses horreurs à celles de la guerre. Deux médecins allemands, Horn et Reuss, employèrent aussi les affusions aqueuses avec le même succès.

A Pétersbourg, le docteur Milius mit en pratique,

la méthode d'immersion recommandée par Giannini. Le malade, étendu sur un drap soutenu par quatre hommes, était plongé trois ou quatre fois dans le bain, tandis qu'un aide lui versait de l'eau sur la tête avec un arrosoir. Une sueur salutaire s'établissait après la deuxième ou troisième immersion.

Il y a plus d'un siècle que le célèbre médecin de Hahn employait avec le même succès les affusions aqueuses et les sudations dans une épidémie de typhus qui avait fait périr beaucoup de monde dans la ville de Breslau.

La peste ne cessa ses ravages à Saint-Péterbourg que lorsque le médecin Samoïlowisk, d'après le conseil de Catherine II, employa les frictions avec de la glace (1).

En France, M. le professeur Récamier, M. Lisfranc, et quelques autres, ont obtenu des ablutions d'eau froide, les succès les plus inespérés dans des cas où la mort paraissait imminente.

Ce moyen, qui paraît bien simple, est cependant bien négligé. Sans l'extention qu'a prise depuis quelques années la méthode hydrothérapique, ces faits nombreux et merveilleux de guérison seraient

(1) Les médecins liront avec utilité l'ouvrage du docteur Schedel. Il a pour titre : *Examen clinique de l'Hydrothérapie*. Paris, chez Labé, libraire de la Faculté de Medecine.

pour ainsi dire inaperçus. Ce n'est qu'à la dernière extrémité, et après avoir employé une série de moyens curatifs très souvent infructueux, que quelques grands praticiens ont eu recours aux affusions aqueuses. Il faut espérer que les chaires médicales ne resteront plus muettes sur les effets de l'action de l'eau froide dans un grand nombre de maladies, et que les jeunes médecins ne seront plus étonnés de voir mettre en pratique un agent que nul autre ne peut souvent remplacer.

Comme moyen prophylactique, les frictions et les affusions aqueuses jouent un rôle très important dans les épidémies meurtrières.

Volney, cet élégant et véridique écrivain, rapporte, dans son voyage en Égypte et en Syrie, qu'au Caire, où la peste occasionne de grands ravages, surtout pendant les temps chauds et humides, il n'y a pas d'exemple qu'un porteur d'eau en ait été atteint. Il trouve la raison de ce fait dans le rafraîchissement auquel les porteurs sont constamment soumis par la nature de leur service. L'eau, au Caire, est rendue à domicile dans une outre, que ces hommes de peine portent sur leur dos.

Si ces moyens d'hydrothérapie triomphent plus sûrement que tout autre, du typhus, de la peste et de toutes les fièvres nerveuses de mauvais caractère, on doit en attendre et on en obtient, en effet, des succès presque toujours constants dans d'autres névroses qui ne menacent pas subitement la vie des personnes qui en sont atteintes.

Dupuytren employa les bains froids contre la danse de Saint-Guy, cette affection nerveuse bien singulière, et qui, comme presque toutes les névroses de ce genre, résiste presque toujours aux anti-spasmodiques. Ces médicaments, au reste, ne sont devenus si divers et si nombreux que parce que leurs effets sont souvent nuls. On encourage et on soutient l'espoir des malades par l'administration successive, mais infructueuse, des remèdes de la même série.

Pomme, dont le nom est toujours prononcé lorsqu'il s'agit des affections convulsives et hystériques, employa les bains à la plus basse température, avec une hardiesse incroyable. On sait que ce praticien considérait la plupart des maladies de ce genre comme provenant de la tension et de la sécheresse des nerfs. Quelque erronée que fût sa théorie, les bains froids lui acquirent une grande réputation par les succès qu'il en obtint.

CHAPITRE II.

DE L'HYDROTHÉRAPIE MODERNE.

Grâce à l'intelligence d'un simple campagnard, habitant un hameau reculé de la Silésie, la médecine s'est enrichie d'un mode de traitement qui, dans plusieurs maladies, ne peut être remplacé par aucun autre. Variée dans ses procédés, modifiée et judicieusement appliquée aux cas divers qui en réclament l'emploi, l'hydrothérapie devient, entre les mains d'un médecin instruit, le moyen le plus efficace pour la cure d'un grand nombre d'affections rebelles aux agents thérapeutiques de la médecine ordinaire.

Les procédés nombreux de la méthode hydrothérapique ont un effet ou tonique, ou excitant, ou
calmant, ou dépuratif, ou dérivatif, selon leurs
diverses applications.

Ils portent une action presque toujours certaine
sur les fonctions de la peau, des reins et des autres
organes sécrétoires; ils modifient d'une manière
lente, mais continue, mais puissante, le système
nerveux, le système capillaire sanguin, et le système lymphatique. Agissant sur l'ensemble de l'organisme, l'emploi de cette méthode devient surtout
précieux dans le traitement des maladies chroniques en général. Par elle seule, et sans le secours
d'aucun médicament, le médecin obtient à volonté
une sueur plus ou moins abondante et plus ou
moins prolongée, selon la nature de la maladie à
traiter et la force vitale du malade. Ce résultat est
obtenu sans accélérer ni la respiration, ni la circu-
tion sanguine, sans irriter et sans affaiblir les organes. Les procédés hydrothérapiques régularisent
l'action nerveuse troublée par des causes souvent inconnues, raniment progressivement et sans secousse
les fonctions organiques, favorisent les secrétions,
et, sous leur influence, des éruptions à la peau de
forme et de nature diverses, ne tardent pas à se manifester chez la plupart des malades.

L'hydrothérapie n'est pas une panacée. Dans certains cas, elle devient très propre à aider ou à faci-

liter l'action des médicaments, comme dans quelques circonstances, les médicaments peuvent lui venir en aide.

Considérée sous le rapport hygiénique, cette méthode réunit les éléments les plus propres à l'entretien et à l'affermissement de la santé.

Sudation.

La fonction de la peau considérée comme organe exhalant, est tellement importante, que son altération précède ou accompagne presque toutes les maladies : « *Tout corps qui transpire bien n'est jamais malade*, a dit avec raison un ancien médecin, Primerose. » Pour se faire une idée du rôle de l'enveloppe cutanée dans nos fonctions vitales, les personnes étrangères à la médecine, et privées de connaissances physiologiques, doivent se représenter la peau comme un vaste émonctoire par où s'échappe constamment une quantité plus ou moins grande de matériaux qui, après avoir fait partie pendant un certain temps de notre organisation, en sont expulsés pour faire place à de nouveaux matériaux provenant des aliments solides et liquides, destinés à l'entretien de notre être. Ce double mouvement de décomposition et de nutrition, dont sont doués les êtres organisés, ne cesse qu'avec la

vie. Il y a trouble ou altération de la santé lorsque la transpiration ne se fait pas bien. Que la per-
turbation des fonctions de la peau soit la cause ou
l'effet de la maladie, toujours est-il que le rétablissement de la santé n'est parfait que lorsque la
transpiration est elle-même parfaitement rétablie.

D'après ces quelques mots, il est facile de pres-
sentir combien est important le rôle de la sueur
dans le traitement hydrothérapique, non seulement
pour la cure de diverses maladies, mais encore pour
faciliter et activer le mouvement de composition
qui répare les pertes et donne une nouvelle vie à
l'organisme. En effet, supposez un malade perdant
chaque jour, et pendant trois mois, par la transpiration hydrothérapique, un kilogramme de sueur;
ces quatre-vingt-dix kilogrammes de matériaux usés
ou morbides, sont remplacés avec avantage par une
égale quantité de matières provenant d'une alimentation saine et d'une boisson pure. Il doit en ré-
sulter que le sang et les autres fluides vitaux circulant dans la masse, sont inévitablement régénérés,
que la vie devient plus pleine, plus active, et la
santé raffermie. Il semblerait que cette déperdition
de sueur dût amener une grande faiblesse chez ceux
qui y sont soumis. Cette objection, qui paraît plausible, est sans valeur aucune dans le traitement
hydriatrique. Lorsque ce traitement est judicieusement appliqué, il est tellement bien coordonné dans

toutes les parties dont il se compose, que les malades, au lieu de s'affaiblir, sentent leurs facultés digestives, leur activité sensitive, et leurs forces musculaires augmenter journellement.

Sans doute il ne faut pas abuser de ce moyen puissant. Priesnitz, pendant plusieurs années, a commis peut-être cet abus. Ne voyant dans les maladies que des humeurs peccantes à évacuer, puisque, selon lui, ces humeurs sont la cause de toutes les affections, il faisait suer tous ses malades sans distinction, et quelques-uns d'entre eux, deux et même trois fois par jour. De cet excès, il est tombé dans l'excès opposé : aujourd'hui, le nombre des malades qu'il soumet à la sudation est très minime. Le drap mouillé, les lotions, les frictions, les compresses humides, dont nous parlerons plus loin, qui finissent par surexciter la peau et y développer des éruptions de diverses natures, ont remplacé la sudation. Priesnitz, quoique doué d'un bon jugement et malgré sa grande expérience, est demeuré sur ce point quelque peu empirique. Il faisait suer indistinctement tous ses malades; son but est toujours le même : celui de pousser à la peau les mauvais sucs. Il y parvient en y déterminant des éruptions furonculeuses. Ces sortes de crises, on leur donne ce nom, sur lesquelles nous dirons plus loin quelques mots, occasionnent souvent de vives douleurs aux malades; heureusement que les autres moyens hydrothérapiques corrigent un peu cette manière exclusive de procéder, appliquée indistinctement à tous les sujets, quels que soient leur âge, leur tempérament, leur état maladif et la nature de leurs affections.

On a dit que Priesnitz a modifié sa méthode de traitement, par la raison que dans les premiers temps de sa pratique, sa clientelle se composait principalement de paysans robustes, ou de Russes et de Polonais qu'il ne craignait pas de soumettre à des sudations forcées. Il y a erreur évidente dans cette allégation ; car le professeur Munde, traité et guéri d'une maladie grave qui a exigé un traitement fort long à Græfenberg, s'y trouvait en compagnie de nombreux malades d'un rang très élevé. Or, dans son manuel d'*Hydrosudopathie*, M. Munde se montre enthousiaste du procédé sudorifique ; et dans ce manuel, dont le titre est significatif, l'on décrit des sudations telles, que la sueur ruissèle à travers les couvertures et le matelas, et qu'on la reçoit à plein vase sous le lit des malades emmaillottés. Au mois d'août 1844, je reçus une lettre d'un client de Priesnitz, qui me disait : « On ne fait presque plus transpirer ici ; au dire de beaucoup de personnes, les cures y sont plus longues et plus difficiles depuis que les malades ne sont plus enveloppés dans les couvertures de laine, et qu'on ne provoque plus la sueur. Si vous pouvez vous faire remplacer pour quelque temps, venez nous voir, vous en jugerez par vous-même. » Effectivement, pendant mon séjour à Græfenberg, le procédé sudorifère n'y était pas plus prescrit aux paysans, aux Russes et aux Polonais, qu'aux personnes d'une condition élevée et qu'aux Anglais, Allemands ou Hollandais qui y étaient en grand nombre. Un malade sur trente était soumis à la sudation.

Cependant l'exudation est éminemment utile dans le traitement de la majeure partie des maladies chroniques, telles que : les obstructions glandulaires et lymphatiques, les affections arthritiques et rhumatiques, les maladies catarrhales, celles de la peau, les affections mercurielles, enfin toutes les maladies dépendant, selon les Anciens, d'un vice dit scrofuleux, arthritique, rhumatismal, dartreux, etc., dans lesquelles la fonction de la transpiration est toujours plus ou moins altérée.

Ici encore, la sueur doit être d'une durée variable, selon la nature de la maladie et la puissance de l'organisation du malade.

De tout temps, les médecins ont reconnu l'importance de l'intégrité des fonctions cutanées. De là, l'emploi des médicaments *diaphorétiques* dans le but de rappeler la transpiration, c'est-à-dire l'exhalation d'un fluide qui s'échappe en vapeur de la surface du corps ; ou bien l'emploi des médicaments dits *sudorifiques*, dans le but d'éliminer cette transpiration sous une forme liquide, dont la consistance, l'odeur et la couleur sont très variables.

L'action de ces médicaments, souvent nulle, souvent incomplète et toujours plus ou moins stimulante, n'offre pas les avantages du procédé sudatoire de l'hydrothérapie, par lequel, ainsi que nous l'avons déjà dit, le médecin fait suer le malade à volonté et aussi longtemps qu'il le jugè à propos, sans porter le moindre trouble dans l'organisme.

L'on doit d'autant moins négliger l'emploi de ce moyen, que les troubles ou les irrégularités de l'exhalation cutanée sont souvent suivies de maladies graves et opiniâtres, telles que des diarrhées, des dyssenteries, des hydropisies, des toux et des catharres de divers genres, des névropathies, des paroxismes de goutte, de rhumatisme, etc.

Le procédé pour provoquer la sueur se fait, dans le plus grand nombre de cas, de la manière suivante : Le malade, entièrement nu, ou couvert d'un peignoir en flanelle, se place allongé sur le dos, ayant les jambes étendues et les bras appliqués le long du corps, sur une grande couverture de laine, épaisse et moëlleuse. On roule ensuite les deux portions flottantes de la couverture sur le corps, en ayant soin d'en insérer les bords au-dessous du malade. La partie inférieure, qui dépasse les pieds, est relevée et roulée sur les pieds et les jambes.

L'application de la couverture doit être serrée aux

jambes, aux cuisses et à l'abdomen ; exactement
faite, sans être serrée, à la poitrine et au cou,
pour ne gêner ni la respiration ni la circulation.
Le point important dans ce procédé d'emmaillottement, est d'appliquer exactement le bord et les
coins supérieurs de la couverture autour du cou et
au-dessus des épaules, afin d'éviter l'accès de l'air
sur le corps, qui empêcherait la concentration de
la chaleur ; on recouvre le malade d'une autre couverture, et même d'un édredon, selon la saison.
La face et la partie supérieure de la tête sont seules
exposées à l'air.

Cet enveloppement ne laisse aucun vide ; il s'en-
suit au bout d'une demi-heure, d'une heure, d'une
heure et demie et même plus, selon la disposition
organique du malade, ou l'état de la température
de l'air, une concentration de chaleur telle qu'il en
résulte l'apparition de la sueur. Ce qu'il y a de remarquable dans le développement de ces phénomènes, c'est que leur manifestation et leur intensité n'ont pas lieu d'une manière progressive ; ainsi
tel malade restera une heure sans éprouver une chaleur incommode, chez lequel, cinq minutes après,
cette sensation est intolérable. Il en est de même
de la sueur ; elle sera longtemps à se manifester,
et puis, et presque tout à coup, le malade s'en
trouve inondé. Il semble, dans ces deux cas, qu'il
se soit établi de l'intérieur à l'extérieur, des courants

de calorique et de fluides, qui, une fois commencés, acquièrent de suite une grande activité.

Ces phénomènes se produisent sans que la circulation et la sensibilité soient excités, puisque là plupart des malades sont portés au sommeil et s'endorment même pendant leur enveloppement.

On s'aperçoit que la sueur est sur le point d'arriver, lorsque la face se colore légèrement, que les yeux paraissent humides, et qu'on sent un peu de moiteur à la partie supérieure du cou. La sueur commence à se manifester à la poitrine, à l'abdomen et aux cuisses, puis aux extrémités supérieures, et enfin aux jambes et aux pieds. Le malade éprouve un sentiment de bien-être dès que là sueur a lieu, parce qu'elle dissipe le malaise que lui faisait éprouver la concentration de la chaleur.

Aussitôt que la sueur est manifeste, on ouvre la croisée, pour que le malade respire un air frais. On lui fait boire, à chaque dix minutes, un quart de verre ou un demi-verre d'eau froide. Plus il boit, plus la sueur devient abondante. On obtient donc facilement la quantité de cette exudation que l'on juge convenable aux diverses personnes soumises au traitement.

La médecine n'offre aucune médication sudorifique qui puisse être comparée au procédé sudatoire de l'hydrothérapie.

Chez un grand nombre de malades, les sueurs

qui, après les premiers jours du traitement, sont épaisses, visqueuses, et exhalent une odeur nauséabonde, deviennent, petit à petit et à mesure que le traitement continue, claires et sans avoir de l'odeur. On voit, par cette méthode bien simple, que dans une infinité de cas maladifs, une pareille diaphorèse, renouvelée à volonté, doit être salutaire, et combien elle concourt puissamment à la guérison de ceux qui y sont soumis.

Il est dit dans plusieurs ouvrages d'hydrothérapie, une chose font remarquable ; c'est que les produits de la sudation sont souvent imprégnés de l'odeur et de la couleur des divers médicaments dont avaient fait usage les malades, même longtemps auparavant d'avoir été soumis au traitement hydrothérapique. Ainsi, ceux qui avaient pris des mercuriaux, tachent en noir le linge dont on les enveloppe, ou les compresses qu'on applique sur diverses parties de leur corps ; les taches de sueur de ceux à qui on avait prescrit des médicaments sulfureux ont une couleur jaune. Je n'ai observé rien de semblable chez plusieurs de mes malades qui avaient fait usage de ces substances. Cependant, un seul fait ne m'a pas permis de révoquer en doute l'assertion énoncée ci-dessus. La sueur d'un malade avait une odeur tellement repoussante et insupportable, qu'il n'y eût pas moyen, pendant trois à quatre jours, de rester auprès de lui lorsqu'il transpirait dans son maillot.

Il m'apprit qu'on lui avait fait prendre, il y avait huit mois, pendant quelque temps, des pilules d'assa-fœtida, que, sans doute, le traitement expulsait de son corps, non seulement par les sueurs, mais encore par les urines.

On fait honneur à Priesnitz du procédé sudatoire par l'emmaillottement. L'emploi des couvertures de laine pour faire transpirer, est presque populaire dans la contrées qu'il habite. Priesnitz en a perfectionné l'application manuelle, qu'il a rendue en outre plus méthodique et plus rationelle en la prolongeant ou la modérant selon les cas et les sujets qu'il y soumettait (1).

(1) Ce mode de sudation était connu en France longtemps avant qu'il fût question d'hydrothérapie. M. le docteur Pougens, de Milhau, département de l'Aveyron, en a obtenu de très bons effets dans le traitement du rhumatisme. Dans son *Dictionnaire de Médecine et de Chirurgie pratiques*, imprimé, en 1843, à l'article RHUMATISME, il dit : « Faites coucher le malade avec une chemise de flanelle, *entre deux couvertures de laine*, *sans drap de toile*, pendant trois jours consécutifs; il résulte de ce moyen *des sueurs considérables*. On lui administrera en même temps les sudorifiques, bols, pilules, ou poudres avec une tisane de même nature. Le quatrième jour, on transportera le malade dans un autre lit, et on supprimera les remèdes. »

La méthode de Priesnitz mérite la préférence. Elle ne laisse pas le malade pendant trois jours consécutifs, dans

Il est certains malades, ceux par exemple d'un tempérament éminemment nerveux, qui ne peuvent supporter le contact immédiat de la laine sur leur corps. L'irritation qu'elle produit empêche la sueur de se manifester. On obvie à cet inconvénient en faisant mettre à ces malades un peignoir en toile, sans manches, afin qu'ils puissent s'en débarrasser vite, en même temps que de la couverture, pour se jeter au bain après la sudation; ou bien on soumet ces malades à l'emmaillottement humide dont nous parlerons plus loin.

Il en est aussi quelques uns, ceux, par exemple, sujets à des accès d'asthme, qui ne pourraient rester longtemps couchés dans une position presque horisontale, à qui les deux procédés d'emmaillottement ne peuvent pas non plus être appliqués. On a recours pour eux à la concentration de la chaleur sur leur corps, au moyen du procédé suivant :

Les malades, enveloppés de la tête aux pieds d'une couverture de laine, sont assis sur un fauteuil en bois dont le siége est formé de barreaux un peu écartés les uns des autres (un fauteuil de jardin, par exemple). On place une lampe à esprit de vin

des couvertures imprégnées de sueur, et l'eau pure et fraîche est aussi bien préférable à des tisanes nauséabondes.

allumée sur le parquet au-dessous du fauteuil ; on recouvre ensuite le malade et le siége qu'il occupe d'une ou de deux couvertures de laine, avec le soin de les bien appliquer autour du col, sans le comprimer ; la tête reste exposée à l'air, complètement libre. La concentration de la chaleur amène la transpiration comme dans le procédé précédent, et les mêmes soins sont donnés aux malades.

Pour ceux qui peuvent rester alongés, mais qui s'échauffent et suent difficilement, l'emploi du petit appareil fumigatoire de Duval offre un moyen facile et prompt de provoquer la transpiration.

EMPLOI DE L'EAU.

L'eau est employée extérieurement, en bains généraux, demi-bains et bains locaux ; en aspersions, lotions, fomentations ou ablutions ; par application, avec des draps et des compresses mouillés ; par la percussion, en douches à colonne, à ondée, en pluie, en arrosoir ; intérieurement, en gargarisme, injection et boisson. Sa température varie depuis 6 jusqu'à 25° centigrades.

L'action diverse de l'eau sur l'économie animale, en raison de la forme sous laquelle on l'emploie, de sa température et de la durée des diverses applications qu'on en fait, ses effets physiques et physiologiques sur le système cutané, les irradiations profondes et sympathiques qui en dérivent, nous mettent dans l'obligation de dire quelques mots sur les propriétés vitales du système dermoïde, et de leurs rapports avec les autres systèmes d'organe.

La sensibilité de la peau exerce une grande influence sur les phénomènes physiologiques et pathologiques de l'organisation vivante. L'homme est le seul être de la création chez qui le sens du toucher réside sur toute la surface extérieure du corps. La plénitude de cette faculté est le plus bel attribut de son existence. Si un individu venait à en être privé, il perdrait bientôt la plus grande partie de son intelligence, et ses fonctions organiques ne tarderaient pas à se pervertir.

La sensibilité du système dermoïde a son siége dans les éminences papillaires formées par l'épanouissement de toutes les ramifications nerveuses qui viennent se terminer au tégument, et faire partie de son tissu.

Aucun organe ne jouit d'une sensibilité aussi exquise que la peau. Le seul contact de l'air fait éprouver les douleurs les plus cuisantes sur un point quelconque de la surface cutanée, lorsque l'épiderme vient d'en être enlevé. Tout le monde connaît aussi l'effet du chatouillement; il peut amener des convulsions et même la mort.

La sensibilité du derme ne préside pas seulement

à l'exercice du toucher; elle a une influence directe sur le cours des fluides capillaires cutanés, sur l'absorption, sur l'exhalation de la transpiration, de la sueur, et la secrétion de l'humeur sébacée.

Cette propriété vitale peut, dans certaines circonstances, être exaltée, émoussée ou s'exercer irrégulièrement. Il est des cas où le moindre attouchement fait pousser des cris au malade; où le simple pli du drap le plus fin, cause de vives douleurs. Dans cet état, dans celui où la sensibilité fait défaut, ou lorsqu'elle est irrégulière, la transpiration, la circulation capillaire cutanée sont troubléees, et, comme toutes les fonctions de l'organisme sont corrélatives, qu'elles sont, pour ainsi dire, solidaires pour l'entretien de la santé, il n'est pas étonnant que l'altération des fonctions importantes de la peau soit suivie d'accidents plus ou moins graves.

Ce n'est pas tout; la sensibilité du système dermoïde a des rapports de sympathie très intime avec les autres organes. La sympathie de la peau avec les organes digestifs est manifeste. Des dégoûts, des nausées, des vomissements accompagnent fréquemment l'apparition d'un érysipèle, de la rougeole, de la scarlatine. Un bain mal administré empêche la digestion. L'accès de goutte qui s'arrête tout à coup, la suppression de la transpiration, la disparition d'une dartre, portent une atteinte quelquefois funesle aux organes intérieurs. De même les affections internes, les gastralgies, les catarrhes, par exemple, modifient singulièrement les fonctions de la peau. Les personnes atteintes de ces maladies craignent extraordinairement le froid et en éprouvent la sensation, lors même que la température de l'air paraît très douce aux personnes en bonne santé.

Dans l'introduction, il a été question d'une simple fièvre intermittente, considérée sous le rapport du siége et de la nature de cette affection. Bien évidemment, ce siége n'est pas dans le système dermoïde; néanmoins, ce système devient le théâtre où se passent des phénomènes qui nous paraîtraient bien étonnants si les fièvres intermittentes n'étaient pas si communes. On nous permettra donc d'y revenir et de les examiner sous ce point de vue.

L'individu qui en est affecté paraît jouir d'une bonne santé, lorsqu'à un moment donné il éprouve de la faiblesse, de la lassitude, de la brisure dans les membres; bientôt l'extrémité des doigts, le bout du nez deviennent froids comme glace. Le tissu cellulaire sous-cutané prend du retrait; la peau semble s'amincir et se coller sur les os. Le malade, dans moins de cinq minutes, semble aussi être devenu très maigre. Un frisson horripilateur gagne rapidement toute la surface du corps, quelque élevée que puisse être la température de l'air, et malgré les

nombreuses couvertures qu'on met sur le fébricitant. En vain, pour se réchauffer, il recoquille
ses extrémités au-devant de l'abdomen, le frisson
qu'il éprouve est si intense, que ses dents s'entre-
choquent avec violence. Au bout d'une heure, quelquefois plus, le frisson diminue peu à peu, et la
scène change. Après un état de calme de peu de
durée, une chaleur intolérable se manifeste au milieu
même de la température d'un hiver rigoureux. Le
malade est agité, il jette ses extrémités d'un côté et
d'autre; la peau est brûlante, la bouche sèche, la
soif ardente. Cette stade de chaleur dure deux ou
trois heures, et une sueur ordinairement abondante
termine la série des curieux phénomènes de cette
maladie.

L'activité sensitive de l'organe cutané est plus ou
moins énergique selon les diverses organisations,
Elle est plus marquée chez le tempérament sanguin
que chez le tempérament lymphatique, plus irritable dans le nerveux; elle offre des différences
extrêmes selon les maladies, les saisons, les variations de la température de l'air, les habitudes et
les localités.

Le système cutané est tellement lié avec les fonctions des autres organes que, presque toutes les maladies internes semblent se réfléter sur ce système.
L'on juge souvent de l'état des parties internes selon que la peau est froide ou brûlante, sèche ou

humide, souple ou rude, pâle ou colorée, jaune ou d'un ton plus ou moins rembruni.

Les anciens, qui étaient si bons observateurs, examinaient les sueurs avec un soin tout particulier, et basaient leur pronostic d'après cet examen. Ils ont signalé dans leurs écrits, des sueurs épaisses, tenues ou visqueuses; des sueurs *miliaires* ou qui s'échappent sous forme de gouttes; des sueurs salées, fades ou amères; des sueurs fétides ou inodores; des sueurs jaunâtres ou verdâtres; des sueurs froides, chaudes ou mordicantes.

Nous nous bornerons à ces seules considérations. Elles sont importantes sous le rapport du traitement hydrothérapique, qui donne au médecin, le pouvoir de produire à volonté l'apparition des sueurs, d'exciter la sensibilité de la peau, et d'opérer une modification plus ou moins profonde à tout l'organisme. Ceux qui, étrangers à la pratique de l'hydrothérapie, douteraient de ce dernier résultat, n'ont qu'à considérer les effets obtenus par la méthode de l'*entraînement*, usitée en Angleterre pour former les coureurs, les boxeurs et les jockeys. Cette dernière méthode diffère de l'hydrothérapie par ses procédés, mais elle est basée sur les mêmes principes. L'individu qui y est soumis n'est devenu apte à exercer le service auquel il se destine, que lorsque la rénovation et l'activité de ses fonctions organiques sont complètes; ce que l'on reconnaît principalement à la finesse, à la souplesse et à la transparence que la peau a acquises pendant l'entraînement. Il en est de même en hydrothérapie.

PROCÉDÉS AQUEUX.

Bains généraux ou grands bains.

Les grands bains sont prescrits au plus grand nombre des malades, au sortir de l'enveloppement. Lorsque la sudation a été jugée suffisante, on débarrasse le malade de son maillot, on ne lui laisse que la couverture qui est appliquée sur le corps, et on le conduit au bassin. Arrivé là, il se dépouille de sa couverture, se mouille rapidement avec les mains, la tête et le devant de la poitrine, et se jette au bain. La température de l'eau du bain varie de 8° à 15° cent. en raison de la constitution de l'individu et de sa puissance réactive. La durée du bain est aussi variable depuis quelques secondes, à quatre ou cinq minutes et au-delà pour quelques malades. Ceux qui sont faibles ne font que se plonger dans l'eau et en sortent de suite (1).

(1) Dans tous les établissements hydrothérapiques, à Græfenberg, comme ailleurs, le transport des malades, en

Le malade doit faire, dans le bain, le plus de mouvement que possible, en se frictionnant vivement toutes les parties. Il plonge une ou deux fois la tête dans l'eau, pour que toute la surface du corps en reçoive l'impression, et qu'il ne puisse survenir la moindre congestion nulle part.

Au sortir du bain, la peau commence à rougir, et l'eau qui la mouille se vaporise. On recouvre le malade d'un drap de toile un peu grosse avec lequel on l'essuie tout en le frictionnant fortement sur le drap. Ces frictions doivent être faites avec vitesse et continuées jusqu'à ce que la peau soit bien rouge. Cela fait, le malade s'habille promptement, et va se promener au grand air, d'un pas gymnastique, en remuant les bras. La réaction s'accomplit, une douce chaleur se manifeste à la peau, la transpiration se rétablit, et le malade éprouve un état de bien-être très agréable, et se sent plus d'agilité et de force qu'il n'en avait auparavant. Il modère alors

sueur, à des baignoires éloignées, est très désagréable, parfois difficile pour eux, et les expose au contact de l'air. Dans l'établissement hydrosudopathique de *Lonychamps*, à Neuilly, l'eau arrive dans toutes les chambres où la baignoire est conduite au moment du bain. Les malades peuvent s'assurer par leurs yeux, si sa température est au degré indiqué pour chacun d'eux. De son lit, le malade entre dans la baignoire; il s'y met, s'y frictionne, et en sort pour être au même instant essuyé et frictionné de nouveau.

son pas, boit un verre d'eau fraîche de temps en temps, et après une heure ou une heure et demie de promenade, il rentre et se met à table très dispos.

La prescription d'un bain froid à un individu dont le corps est trempé de sueur, est si contraire à toutes les idées reçues, qu'elle nous jette au premier abord, dans le plus grand étonnement. La plupart des médecins qui ne connaissent de l'hydrothérapie que le nom, disent que cette pratique est plus qu'absurde, qu'elle est dangereuse. Ils ne manquent pas de citer l'accident arrivé à Alexandre pour avoir voulu plonger dans le fleuve Cydnus, après les fatigues d'une longue marche. Cela est vrai, et l'expérience nous démontre tous les jours que de graves maladies sont souvent la suite de l'impression un peu vive d'un courant d'air, ou l'effet d'un verre d'eau fraîche, bu après un exercice un peu fort où la circulation s'est accélérée et la transpiration augmentée. Il n'y a qu'une analogie apparente entre l'état d'un homme qu'on a fait transpirer d'après la méthode hydrothérapique, et celui qui est en sueur à la suite d'un exercice quelconque. La sueur hydrothérapique a lieu le corps étant en parfait repos; elle semble plutôt être l'effet d'une action portée sur le système lymphatique, sur les cryptes folliculeux et les exhalants de la peau, que sur les organes de la circulation sanguine, puisque ni la respiration ni la circulation n'ont pas subi de modification pendant l'enveloppement. Le bain froid est en outre de courte durée ; il rend à la peau, relâchée par la sueur, gonflée par le calorique qui s'y est accumulé, sa tonicité normale, et la rend propre à être exposée sans accident au contact prolongé de l'air extérieur ; la promenade accélérée à laquelle se livre le malade au sortir du bain, amène vite la réaction, ce qui est un signe positif que l'immersion dans l'eau froide, loin d'offrir le moindre danger, a l'influence la plus salutaire sur tout l'organisme.

Au reste, sans tant de raisonnement, consultez les faits : Priesnitz a reçu vingt mille malades, hommes et femmes, jeunes et vieux, tous souffrant depuis plusieurs années. En moyenne, toutes ces personnes restent six mois à Græfenberg ; mettez trois mois. Chacune d'elles a pris au moins cent bains froids dont l'eau est à la température de 6 à 7° cent. ; c'est donc deux millions de bains froids pris impunément par des malades trempés de sueur ou ayant très chaud. Les détracteurs de Priesnitz n'ont pu citer un seul cas où l'immersion dans l'eau froide, après la sudation, ait eu de fâcheux résultats. Si rien de semblable n'a eu lieu à Græfenberg, à plus forte raison dans les autres établissements hydrothérapiques.

Tous les malades redoutent le bain froid, la première fois qu'ils en usent. On évite cette ap-

2.

préhension par les précautions les plus simples. Voici comment je procède : Dès son entrée à l'établissement, le malade est frictionné trois fois par jour, et pendant deux ou trois jours de suite, avec un linge trempé dans l'eau fraîche et exprimé. Cette opération habitue le corps au contact de l'eau, donne du ton au système cutané, le dispose à transpirer plus facilement, et nous fait juger de la force réactive de l'organisme, ce qui est un point important pour la direction et le succès du traitement. L'enveloppement se fait ensuite. Au sortir du maillot, le malade est frictionné comme les jours précédents. Le lendemain la friction est remplacée par un demi-bain à la température de 18 à 25°. Les jours suivants, on augmente la quantité d'eau du bain, tandis qu'on diminue sa température de deux ou trois degrés, selon, au reste, que la réaction se manifeste plus ou moins vite. C'est ainsi que nous arrivons progressivement aux bains entiers de 10 et 8°. Il n'est pas un malade qui, parvenu à supporter le bain froid, le plus convenable toujours à son état, ne trouve moins pénible l'impression de ce bain, que celle qu'il avait ressentie le premier jour, l'eau étant à 20 et 25°. Il tarde même à presque tous, que la sudation soit terminée pour se jeter à l'eau. Ce bain devient pour eux un grand plaisir. Il en est quelques-uns qui s'y complaisent tellement, qu'on est obligé de les surveiller et de les en faire sortir ; ils y resteraient trop longtemps.

Un bain froid trop prolongé rend plus difficile la réaction qui doit le suivre. Or, la manière dont se fait la réaction est la boussole qui doit diriger le médecin dans le traitement hydrothérapique.

En procédant de la manière que nous venons d'exposer, le malade, quels que soient son âge, son tempérament et ses forces vitales, ne court pas le risque d'être soumis à un bain dont la température et la durée ne conviendraient pas à son état maladif. Ceux qui sont trop débiles n'y sont pas même soumis. On leur fait seulement des aspersions, des lotions, des frictions avec un linge humide ou avec la main mouillée. Ce dernier procédé est surtout utile pour les enfants, en général très craintifs lorsqu'il s'agit de les mettre au bain, dont la vue seule leur cause une impression pénible.

Les effets des bains froids sont proportionnels entre la durée du bain, la température de l'eau employée, et la susceptibilité nerveuse et le degré d'énergie des forces vitales de celui qui y est soumis. Ces bains agissent d'abord en opérant une prompte soustraction de calorique, qui produit la sensation subite du froid. La peau pâlit d'abord par la constriction qu'éprouvent les vaisseaux capillaires; elle prend l'aspect de ce qu'on appelle vulgairement chair de poule. Bientôt après, elle se colore plus ou moins vivement.

Deux effets manifestes, l'un sur le système nerveux, l'autre sur le système vasculaire, résultent
de l'emploi de ces bains; ces effets ne sauraient avoir
lieu sans que les propriétés vitales du système dermoïde ne soient vivement affectées et sans que les
viscères intérieurs ne soient influencés, d'abord
par le mouvement centripète que le froid subit imprime à l'organisme, et par le mouvement opposé
qu'amène bientôt la réaction qui est elle-même due
à l'excitation qu'a éprouvée le système dermoïde.

C'est à ces deux phénomènes, la soustraction du
calorique et l'excitation imprimée au système nerveux, que Currie a rapporté les heureux et constants
effets de l'application de l'eau froide dans le traitement des fièvres d'un caractère fâcheux.

Dans la pratique de l'hydrothérapie, il ne faut
jamais perdre de vue cette double action des bains
froids. Leur température doit être d'autant plus basse
que la chaleur du corps est plus élevée. Cependant on ne doit pas considérer l'effet de ces bains
sous le rapport seul de la soustraction du calorique, en ne tenant compte que de la chaleur du
corps; il faut aussi avoir égard à la susceptibilité
nerveuse des malades; ainsi, par exemple, deux
individus dont la température, au sortir de l'emmaillottement, serait de 40° cent., exigeraient un
bain d'une température différente, à cause de la différence chez eux, de l'impressionnabilité nerveuse

C'est pour cette importante raison, autant que pour y habituer les malades, que nous diminuons progressivement la température des bains jusqu'à ce que nous arrivions au degré le plus convenable à chacun d'eux. On parvient très facilement à ce point, sans pouvoir même se tromper, par la manière dont se fait la réaction. Elle se manifeste facilement et nécessairement, lorsqu'on a saisi le rapport direct entre l'action des bains et le degré d'énergie des forces vitales.

Demi-Bain (*halb-bad*).

Pour prendre ce bain, le malade est assis dans une baignoire contenant environ 30 centimètres d'eau dont la température varie de 6 à 20° cent. La durée du demi-bain est déterminée d'après l'effet que l'on désire obtenir.

Les demi-bains à 12 ou 15, ou 20° cent., après l'enveloppement, conviennent aux personnes faibles qui ne pourraient supporter le bain entier. On doit les employer pour tous les malades au commencement du traitement pour les préparer à l'action du grand bain.

Pendant toute la durée du demi-bain, le malade se frictionne l'abdomen et la poitrine, tandis qu'un aide lui frictionne les extrémités inférieures, et un

àutre aide, le dos et les reins ; de temps en temps
ce dernier lui verse sur la tête, de l'eau prise dans
la baignoire même.

Le demi-bain est employé souvent comme dérivatif ; sa température alors est de 6 à 8° cent., sa
durée varie de 10 à 15 minutes, selon l'impressionnabilité du malade et la nature de sa maladie ; il agit
comme révulsif puissant dans le cas où il y a des
symptômes de congestion au cerveau ou à la poitrine. On fait de temps en temps des affusions
d'une eau plus fraîche que celle du bain sur la
partie congestionnée. Les frictions sont toujours de
rigueur.

Pour le traitement des maladies chroniques, les
scrofules, la goutte atonique, par exemple, où il est
quelquefois nécessaire de produire une excitation
assez énergique dans toute l'économie, une sorte de
fièvre, l'eau est employée à 7 ou 8° centigrades, et la
durée du bain est d'une heure à trois heures. Chez
quelques malades, le demi-bain est alterné avec le
grand bain froid. Ainsi, après quelques minutes
passées dans le premier, avec frictions, le malade
est plongé dans le grand bain, il en sort pour être
replacé et frictionné de nouveau dans le demi-bain ;
puis après dix minutes, il subit une nouvelle immersion.

L'on conçoit qu'un pareil traitement doit produire une forte réaction dans tout l'organisme,

et agir profondément et sur le système lymphatique et sur le système sanguin. Il ne convient qu'à
quelques individus d'un tempérament lymphatique,
mais bien constitué. A Grœfenberg, on en abuse
un peu trop ; on ne distingue pas assez les cas où il
est réellement utile de développer une excitation
fébrile, de ceux où cette excitation est désavanta-
geuse. Ce procédé perturbateur continué quelquefois pendant des mois entiers, provoque une fièvre
plus ou moins vive qui dépasse souvent le but
qu'on désire atteindre. La méthode perturbatrice
n'est pas applicable en général aux maladies chroniques. On les guérit plus tôt et bien plus sûrement
par les moyens ordinaires de l'hydrothérapie. La
sudation judicieusement opérée, les bains généraux,
les douches, les bains de siége, les frictions surtout,
les ablutions, le drap et les compresses mouillées,
aidés de l'exercice et d'un régime alimentaire convenable, ont des effets certains et durables, et sont
les modificateurs les plus avantageux des fonctions
organiques.

Bain de siége (*sitz-bad*).

Ce bain se prend dans un baquet en bois ou dans
une petite baignoire en cuivre étamé, ou en zing,
ou en ferblanc, et dans lequel s'assied le malade.

Il doit y être dans la position la plus commode, ayant les pieds et les jambes un peu élevés. Ce vase doit être assez profond pour que les hanches s'y trouvent immergées, et assez large pour qu'il reste entre les parois et les parties qui sont dans l'eau, un espace de trois à quatre travers de doigt.

Selon les effets que l'on désire en obtenir, la température de l'eau varie de 6° à 25° centigrades, et la durée du bain, de cinq minutes à une demi-heure et plus. Sous ces conditions variées, les effets de ce bain sont tantôt calmants ou antiphlogistiques, tantôt toniques et tantôt révulsifs.

Ils sont très souvent employés en hydrothérapie, combinés toujours avec le traitement général; il ne faut jamais perdre de vue, dans cette méthode, l'influence heureuse de l'action portée sur tout l'organisme, pour la guérison d'une maladie même locale.

L'utilité des bains de siége d'une température assez élevée, a été de tout temps reconnue par les médecins pour calmer les irritations vésicales et utérines. L'hydrothérapie, en variant la température, la durée, le mode même de l'application de ces bains, et en les associant aux moyens généraux de cette méthode, en a obtenu des effets bien plus efficaces et mieux assurés.

Ces bains conviennent particulièrement dans les catarrhes de la vessie et de l'utérus. Le malade en prend ordinairement deux par jour, d'abord à la température de 16 à 18°. On diminue peu à peu cette température, et on arrive à celle de 7 à 8°, qui produit alors un effet tonique. Dans les cas de faiblesse des organes urinaires et génitaux, on les prescrit toujours à une basse température, et c'est dans ces cas qu'on les fait prendre dans un bain de siége à jets multiples et à courant continu.

Les bains de siége n'agissent pas seulement sur les régions du corps qui trempent dans l'eau ; ils portent aussi leur influence sur les intestins et les autres organes abdominaux dont ils favorisent singulièrement les fonctions ; leur effet dérivatif se fait sentir sur les parties les plus éloignées de la région pelvienne.

Priesnitz est le premier qui ait fait de l'emploi de ces bains un moyen puissant de révulsion. Qui se serait jamais imaginé de s'asseoir dans un bassin rempli d'eau froide, pour guérir une ophtalmie, une angine, une céphalalgie intense? pour faire cesser un accès de névralgie à la face, pour arrêter le spasme violent de la région du cou et du gosier dans certaines névropathies? Rien n'est plus vrai cependant. J'ai eu une dame, en proie depuis vingt-deux ans à une affection nerveuse contre laquelle avaient échoué les moyens thérapeutiques ordinaires les plus rationnels et les plus variés : médicaments, voyages, eaux minérales, et bains

de mer. Elle restait quelquefois une journée en-
tière sans pouvoir articuler une syllabe. Il y avait
aphonie complète. Ce phénomène s'est souvent manifesté pendant les deux premiers mois qu'elle fut
soumise au traitement hydrosudopathique. Il ces-
sait complètement, et la malade recouvrait la voix et
la faculté de parler, par l'effet du bain de siége
froid à courant continu, au bout de quatre à cinq
minutes. Cette dame répare aujourd'hui le temps
perdu. Son bonheur est de parler longtemps, de
parler sans cesse des bienfaits de l'hydrothérapie.

Les phénomènes physiologiques qui accompagnent
ou qui suivent l'emploi du bain de siége, sont absolument semblables à ceux produits par les bains entiers,
les demi-bains et toutes les autres applications
aqueuses froides. D'abord saisissement, impression
plus ou moins vive, plus ou moins profonde de la sensibilité par le contact de l'eau ; refoulement à l'intérieur du fluide du système capillaire ; ce mouvement
centripète cesse plus ou moins vite par la réaction
plus ou moins énergique qui survient en raison de la
constitution de l'individu, de la température du
bain et de sa durée. C'est au médecin à bien juger
le rapport entre ces conditions, et observer les effets
consécutifs du bain. Il a pour résultat une turges-
cence sanguine qui se manifeste avec force vers les
parties inférieures du tronc, qui étaient au contact
médiat ou immédiat de l'eau. Ce double mouvement

d'excitation et de réaction, renouvelé autant de fois
que le bain de siége est jugée utile, imprime aux
intestins et au système de la veine-porte une vitalité plus énergique. Ce bain est encore très avantageux dans l'aménorrhée ou suppression du flux mens-
truel provenant de l'atonie de l'utérus, ou de l'influence irrégulière du système nerveux sur cet organe. Il est surtout indiqué dans les catarrhes vési-
caux et les pertes blanches. Pendant la durée du bain,
le malade se frictionne la région du bassin et l'hy-
pogastre.

Une promenade d'environ une demi-heure doit
précéder et suivre le bain de siége. Quelques personnes, celles dont les organes pelviens ne sont pas
surexcités par ce bain, se trouvent bien de le prendre le soir avant de se mettre au lit.

Bains des extrémités.

On fait usage de ces bains pour le traitement des
dartres, des ulcères, des plaies fistuleuses, des caries, des douleurs rhumatismales qui ont leur siége
aux cuisses et aux jambes ou aux extrémités supérieures. Ces bains, dont la durée est au moins d'une
heure, modifient la vitalité de ces parties y déterminent la formation d'abcès, ou favorisent la suppuration des ulcères et des plaies lorsqu'il y en existait
déjà. L'application de compresses imbibées d'eau ,

calmantes ou échauffantes dont nous parlerons, des injections et des douches locales à lance ou en arrosoir, remplacent ces bains avec avantage.

Priesnitz fait prendre des bains de coude, comme révulsifs des élancements vifs des panaris qui se manifestent quelquefois pendant le traitement, ainsi qu'il survient des phlegmons sur les autres parties du corps. Au lieu de traiter méthodiquement ces panaris, ce qui éviterait aux malades de vives douleurs, de l'agitation, de la fièvre et de l'insomnie pendant plusieurs jours, on cherche à calmer ces inflammations phlegmoneuses des doigts, au moyen de compresses imbibées d'eau fraîche, dont l'application n'empêche pas toujours la suppuration, la gangrène, la dénudation des tendons, l'exfoliation ou la chute du petit phalangien. Mais parler à Priesnitz et à ses malades d'une simple opération chirurgicale, qui abrégerait les douleurs et préviendrait leurs conséquences fâcheuses, ce serait un crime de lèze-hydrothérapie. Plus le malade a souffert, plus il croit que *cette crise* est favorable à son rétablissement.

La réunion des phénomènes morbides dont nous venons de parler, a reçu le nom de crise par ceux des médecins hydrothérapeutistes qui ne font aucune distinction entre l'éruption provenant des topiques aqueux, et l'éruption suscitée par les seuls efforts de la nature.

Bain de pieds (*fussbad*).

Ici, rendons encore justice à Priesnitz ; il a su tirer d'un simple pédiluve froid, que personne n'avait jamais mis en pratique, le moyen révulsif le plus énergique. Une sensation pénible, irritant tout le système nerveux, résulte primitivement du contact de l'eau froide sur la sole des pieds. Un pouce d'eau au fond d'un baquet en bois, opère cet effet. Quatre à cinq minutes suffisent pour amener une réaction qu'augmente encore une marche active après le bain. Les pieds deviennent brûlants.

Ce pédiluve, qui doit être précédé d'une promenade d'un quart d'heure au moins, est employé avec succès contre la migraine idiopathique et autres névralgies de la tête, l'inflammation des yeux, de la gorge, etc. On y joint l'application de compresses imbibées d'eau froide sur les parties souffrantes. Pendant la durée du bain, on se frotte les pieds l'un contre l'autre, ou contre le fond du baquet, ou bien un aide les frictionne vivement avec les mains. Le bassin à courant continu, dont la température reste la même, est très convenable pour l'emploi de ce pédiluve. C'est un excellent correctif pour le froid aux pieds pendant la nuit.

Lorsqu'on parle de l'efficacité révulsive de ce pé-

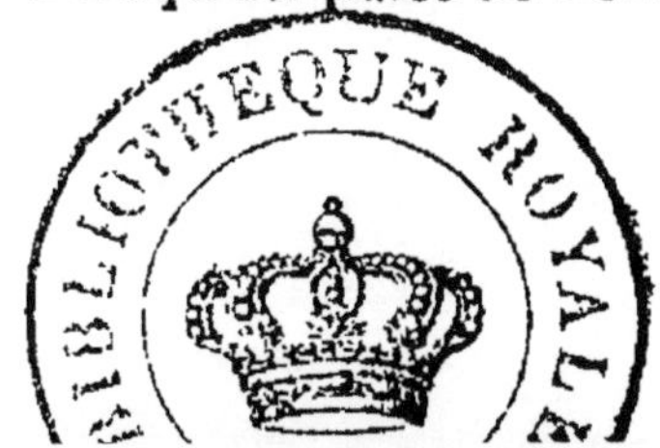

diluve, chacun observe que l'eau très chaude, à laquelle on ajoute du sel ou de la moutarde, doit avoir une action bien plus énergique qu'un pédiluve froid. On se trompe cependant; tout le monde sait que lorsqu'on touche de la glace ou que l'on se frotte les mains avec de la neige, il survient une réaction très vive et très prompte. Les mains deviennent chaudes et très rouges. Lorsqu'on les lave au contraire avec de l'eau chaude, la peau des mains se ramollit, et le froid extérieur, en soutire promptement la chaleur. Un courant de calorique paraît s'établir de l'intérieur à l'extérieur, et se continuer de la même manière que s'opère l'évaporation et la cristallisation de l'eau ou de tout autre corps, une fois qu'elle a commencé.

Bain de tête (*kopf-bad*).

Priesnitz semble avoir cherché à frapper l'imagination de ses malades par l'excentricité de la plupart de ses procédés hydriatriques. Pour un bain de tête, il fait étendre un matelas à terre sur lequel se couche le malade; la tête déborde l'extrémité du matelas et plonge dans un vase peu profond rempli d'eau. Le malade immerge la nuque, puis un côté, puis le côté opposé de la tête, puis de nouveau la nuque. Chacune de ces immersions dure un quart d'heure. On renouvelle l'eau deux ou trois fois. Cette position, pendant une heure entière, est très pénible. Il est plus utile, plus commode et plus agréable au malade de prendre ce bain assis devant une table un peu élevée sur laquelle on pose le vase. Lorsqu'il veut immerger la nuque, l'aide d'un domestique ou de toute autre personne devient nécessaire.

Ce bain est mis en usage contre l'inflammation chronique des yeux, la surdité, la perte du goût et de l'odorat, les douleurs rhumatismales fixées sur le péricrâne, etc.

Il peut être avantageusement remplacé par des compresses mouillées qu'on renouvelle souvent, le malade étant assis ou couché. J'en dirai autant pour les bains d'yeux qu'on prend dans des œillères, et qui exigent une position qui tend à aggraver plutôt qu'à diminuer l'inflammation de ces organes.

Nous devons encore répéter que les bains partiels sont toujours employés concurremment avec le traitement général.

Douches.

La Douche est un des principaux procédés de l'hydrothérapie. La plupart des maladies chroniques en réclament l'emploi. On ne la prescrit aux malades qu'après avoir été soumis pendant un certain temps aux autres procédés de la méthode.

Dans les établissements hydrothérapiques bien montés, il y a plusieurs sortes de douches.

Douche ordinaire ou grande Douche, formée par une colonne d'eau de deux pouces environ de diamètre, provenant d'un vaste réservoir élevé de trente à trente cinq pieds au-dessus du sol. Il est nécessaire d'avoir la facilité de diminuer au besoin le volume de la colonne d'eau.

Douche a onde, appelée *wellenbad* en Allemagne. C'est une nappe d'eau tombant d'un mètre de hauteur dans un bassin où il y a quinze centimètres d'eau pour servir de demi-bain au malade, en même temps qu'il reçoit la chute d'eau en nappe sur la partie souffrante.

Douche en pluie, sortant d'un tuyau terminé par une surface criblée de trous, et sous laquelle se place le malade.

Douche en poussière, ou le *staubad* des Allemands, formée de milliers de petits jets convergeant de tous côtés vers l'axe de l'appareil, que le malade, assis ou debout, reçoit sur toute la surface du corps à la fois.

Douche ascendante, à jet simple ou en arrosoir.

Douche a direction variable, dont le tuyau flexible s'adapte à un tube en forme de lance, ou à une pomme d'arrosoir, et permet d'appliquer facilement la douche à toutes les régions du corps, et d'en modifier l'effet par la direction qu'on lui imprime.

La première, la grande douche, agit par le poids et la percussion du liquide qui porte un ébranlement salutaire dans l'organisme et en réveille les fonctions engourdies; elle agit aussi par sa fraîcheur, qui impressionne de suite la sensibilité de la peau. Cette impression n'est qu'instantanée, car on éprouve bientôt une sensation de chaleur excitée par la percussion de l'eau qui active la circulation capillaire du système cutané.

La durée de cette douche est de une à cinq minutes. On ne la reçoit jamais sur la tête. Avant de se placer sous la douche, le malade doit avoir le soin de croiser ses deux mains au-dessus de sa tête pour la mettre à l'abri de la chute d'eau. La douche doit tomber d'une manière plus ou moins oblique sur les autres parties du corps, principalemen au thorax et à l'épigastre.

On diminue la force de la douche en rétrécissant l'ouverture par où s'échappe la colonne d'eau. Cer tains malades ou trop faibles, ou trop irritables, croyant activer leur traitement, commettent l'imprudence d'user de la douche la plus forte, et de la prolonger au-delà du temps qui leur est prescrit; ils ne tardent pas à se repentir de leur témérité, suivie ordinairement d'accidents fébriles qui interrompent le traitement général et retardent la guérison.

Les malades doivent bien se persuader que, par l'hydrothérapie comme dans toutes les méthodes curatives, on ne parvient à triompher des maladies chroniques, que lentement, progressivement et sans secousse. L'oubli de ce principe est la cause qu'à Græfenberg, où les malades, trop nombreux, ne peuvent pas être surveillés, le traitement est en général très long, les crises ou les surexcitations auxquelles on donne ce nom, pénibles et douloureuses, et que beaucoup de malades y restent un, deux, trois et quatre ans à guérir de leurs affections.

La force et la durée de la douche doit être relative à l'âge, à la constitution du malade, et à la nature de la maladie. Il en est, au reste, de l'emploi des douches comme de celui des autres procédés aqueux. Le médecin seul doit apprécier le mode d'application le plus convenable à chaque individu.

Pendant qu'il est sous la douche, le malade se frictionne vivement toutes les parties du corps, qui toutes doivent être successivement et rapidement douchées. Les mouvements que le malade se donne, aident à la réaction qui se fait bientôt sentir. Il ne ressent plus l'impression du froid, et se trouve toujours disposé à faire durer l'opération au-delà du temps prescrit. Après la douche, il ne serait pas besoin de le redire, le malade achève la réaction par une promenade.

ᵇ Dans les cas d'une sciatique, d'un engorgement articulaire, d'une dartre, etc., s'il n'existe ni douleur trop vive, ni inflammation, on peut exposer la partie malade au choc de la douche; sinon on doit s'en abstenir et doucher les parties environnantes. La douche flexible dont on active ou modère l'action, en la faisant jaillir de plus ou moins loin, et plus ou moins perpendiculairement sur la partie souffrante, est préférable dans ces cas à la grande douche. Celle-ci ne doit jamais être dirigée sur la colonne vertébrale dans les affections de la moëlle épinière et dans la faiblesse des reins. Des bains généraux, des frictions, la douche en poussière et la douche flexible, sont des moyens plus doux et d'un effet plus avantageux. Dans les affections de la moëlle épinière, il existe de la faiblese dans les muscles du dos, des lombes et des extrémités inférieures; mais il existe aussi très souvent, une surexcitabilité nerveuse qu'augmenterait inévitablement l'action directe de la grande douche sur la colonne vertébrale. Au reste, les procédés hydrothérapiques dont les effets sont sédatifs ou toniques, lorsqu'ils sont bien combinés et judicieusement appliqués, offrent plus d'espoir de succès

dans le traitement des affections de la moëlle épinière que les moyens ordinairement employés, tels
que la strichnine, les moxas et autres stimulants
de ce genre.

La Douche en nappe, ou le *wellenbad* des Allemands, que le malade reçoit étant assis ou allongé
dans le bassin où il y a six pouces d'eau, est employée dans les cas d'exostoses, de tuméfactions des
articulations, accompagnés d'une sensibilité exaltée.
La lame d'eau tombant sur une grande surface, dé-
plaçant même quelquefois la couche supérieure du
demi-bain qui recouvre la partie souffrante, ne
produit pas de choc douloureux; elle a un effet
calmant et résolutif. Cette douche convient aussi
dans les engorgements chroniques du foie et de la
rate, dans les douleurs sourdes des intestins, de la
vessie et de la matrice. Elle peut être remplacée
par la douche flexible garnie de la pomme d'arrosoir dirigée perpendiculairement et de plus ou
moins loin, sur le point malade.

La Douche en poussière, ou le *wellenbad*, a une
action bien moins excitante que la grosse douche;
mais elle est plus pénétrante, plus incisive; elle
agit plus profondément. Il semble que des milliers
de petits dards s'enfoncent dans toute la surface du
corps. La grande douche frappe et masse la peau

et les muscles, et produit une secousse générale ;
le *wellenbad* pique et semble perforer le tissu cutané, dont il active les fonctions.

L'emploi de cette douche convient aux individus
affectés de maladies nerveuses, à ceux qui sont faibles et dont la peau a peu d'énergie vitale ; à ceux
d'un tempérament bilieux ; aux personnes maigres. Les dames qui y sont habituées en font leurs
délices ; et en parlant ainsi, je ne dis rien de trop.
On ne saurait croire combien le traitement hydrothérapique a de l'attrait pour les personnes qui en
ont pris l'habitude. Celles mêmes qui l'avaient
commencé avec un sentiment de crainte, en deviennent les plus enthousiastes.

Il n'est pas besoin de nous étendre sur les effets
de la douche ascendente. Elle est employée pour les
affections du périnée, des bords de l'anus, etc.

Immersion.

L'action de plonger instantanément les malades
dans un grand bassin ou dans une baignoire remplie d'eau, et de les retirer aussitôt, a reçu le nom
d'immersion. On réitère cette opération plusieurs
fois de suite, selon les cas qui la requièrent et les
effets obtenus.

Certaines paralysies, des affections convulsives,

la danse de Saint-Guy, par exemple, le délirium tremens, etc., réclament l'emploi de ce procédé.

Ablutions, Affusions, Aspersions, Lotions ou Frictions.

Ces opérations ont encore pour effet de soustraire au corps, une quantité de calorique plus ou moins grande, et d'agir puissamment sur le système nerveux.

Les Ablutions ou Affusions sont générales ou locales.

Dans les premières, le malade étant debout, ou assis ou couché dans une baignoire, reçoit sur le dos, et par conséquent sur tout le corps, un seau d'eau froide lancé avec plus ou moins de force. Cette opération est répétée deux ou trois fois de suite. Nous avons vu que Wright, Currie, Giannini et plusieurs autres praticiens distingués, ont obtenu de ce moyen, les succès les plus inespérés dans les fièvres du plus mauvais caractère. Il est en effet le plus puissant et le plus efficace pour faire cesser la stupeur, l'engourdissement nerveux et l'affaissement des forces vitales; pour calmer les mouvements ataxiques et régulariser l'action du système nerveux. Néanmoins, il est rarement, ou pour mieux dire, il n'est jamais mis en usage dans la pratique médicale ordinaire. Quelques-uns de nos grands maîtres y ont eu recours dans les hôpitaux, et s'en sont bien trouvés, quoiqu'ils ne l'aient employé qu'à la dernière extrémité. Mais ce procédé, quelque simple qu'il paraisse, on n'ose pas le proposer, par la crainte qu'il répugne aux parents des malades. Il nécessite la présence du médecin, ou celle d'un aide intelligent qui puisse en faire ou en surveiller l'application. Espérons cependant que l'emploi facile du drap mouillé, dont il sera bientôt question, et qui, par ses effets, équivaut aux ablutions générales, sera introduit dans la pratique médicale pour le traitement des fièvres typhoïdes graves, presque toujours funestes lorsqu'on néglige les moyens réfrigérants.

Les Ablutions, Affusions et Aspersions locales sont faites ordinairement sur la tête, lorsque le malade est dans le demi-bain dont nous avons parlé. On verse doucement l'eau avec un vase quelconque ou avec un arrosoir. Cet arrosement, qu'on répète plusieurs fois pendant la durée du bain, prévient la congestion cérébrale dans le cas où elle serait à craindre, et tient les parties situées en dehors du bain, à la température de celles qui y sont plongées. Dans l'intervalle de chaque affusion, le baigneur frictionne les épaules, le dos et les reins du malade, tandis que celui-ci ou un autre aide en fait autant sur les points immergés.

Les ablutions conviennent aux personnes faibles qui ne pourraient supporter les bains et les douches. Elles sont très utiles à préparer tous les malades à l'application des autres procédés hydrothérapiques.

Les frictions ou lotions faites avec un linge humide ou avec la main trempée dans l'eau, remplissent les mêmes indications. Elles jouent un rôle très important dans la thérapeutique hydriatrique. Elles sont aussi d'une grande utilité pour l'entretien de la santé.

Enveloppement humide.

Cette opération ne diffère de l'emmaillottement avec les couvertures de laine, que par un drap de toile qui a été trempé dans l'eau, puis fortement tordu, et dont on enveloppe le malade avant de rouler autour de son corps les couvertures de laine, ainsi qu'il a été dit.

L'enveloppement humide est une des idées les plus heureuses de Priesnitz. La médecine le mettra à profit dans un très grand nombre de cas.

Le contact du drap humide sur le corps, fait éprouver un frisson qui est loin d'être agréable, il est même pénible ; mais après quelques minutes, la réaction centrifuge se manifeste, le drap s'échauffe, l'humidité se vaporise, et l'on se trouve enveloppé d'une fomentation chaude, douce, agréable et bienfaisante. On se sent disposé au sommeil ; elle provoque et favorise la sudation chez plusieurs malades que le contact de la laine irrite au lieu de les faire suer.

L'emploi du drap mouillé convient à ceux qui ont la peau sèche, rugueuse, chaude, irritable ; à ceux qui y éprouvent des démangeaisons ; aux tempéraments bilieux et nerveux ; aux individus faibles, maigres ou agités par l'insomnie. Il est surtout d'une très grande utilité chez les rhumatisants et les goutteux, dont les accès sont accompagnés d'une fièvre plus ou moins forte. Dans ces cas, ainsi que dans plusieurs maladies aiguës, on renouvelle l'application du drap mouillé jusqu'à ce qu'il se manifeste une sueur bienfaisante qui devient la preuve que l'irritation fébrile s'est calmée.

Il n'est pas moins utile dans les maladies éruptives : la variole, la rougeole, la scarlatine, lorsque le mouvement fébrile est accompagné d'un état inflammatoire intense. Rien n'est plus propre à calmer cette irritation et rendre bénignes ces affections. Il favorise singulièrement l'éruption des exanthèmes.

Les malades soumis à l'enveloppement humide exigent les mêmes précautions et les mêmes soins que ceux prescrits dans l'emmaillottement sec.

5.

La durée de l'enveloppement humide dans le traitement des maladies chroniques, est ordinairement d'une heure. On attend que le drap soit sec et que le malade ait bien chaud. Généralement, on ne fait pas suer les malades qu'on soumet à ce procédé, excepté ceux qui ont des affections cutanées ou ceux dont la constitution permet de provoquer et d'entretenir la sudation. Généralement encore, la sueur ne se manifeste pas aussi vite dans l'enveloppement humide que par l'emmaillottement sans drap mouillé.

Au sortir de cet enveloppement, on pratique les ablutions et les lotions, ou l'on ordonne un demi-bain, quelquefois un bain entier; la durée de ces opérations et la température de l'eau doivent toujours être appropriées à la puissance réactive de chaque malade.

De l'Abreybung.

Ce mot allemand signifie la fomentation générale du corps, au moyen d'un drap imbibé d'eau. Voici comment on la pratique : Le baigneur trempe un drap de toile un peu grosse, dans un baquet plein d'eau froide ; il le retire et le laisse égouter. Il le déploie ensuite, et le tient à deux mains, les deux bras étendus ; et le jette par derrière sur la tête et le dos du malade. On ne peut se figurer, avant de l'avoir éprouvée, l'impression vive et profonde du contact de ce drap imbibé, d'eau sur tout le corps à la fois. Il semble que ce soit un manteau de glace qui s'applique sur vous. Cette sensation, à la vérité, ne dure qu'un instant. Les frictions que le baigneur fait aussitôt par dessus le drap avec les deux mains, sur le dos, les reins et les extrémités inférieures, tandis que le malade se frictionne de la même manière les parties antérieures du corps, aident à une réaction prompte. La peau rougit vite, et un sentiment agréable de chaleur et de bien-être remplace la sensation du froid. La durée des frictions est de quatre à cinq minutes. On termine l'opération en essuyant complètement le malade avec un drap sec. Il s'habille, et va se promener ou faire un exercice quelconque si le temps ne permet pas la promenade.

L'action physiologique de l'Abreybung n'est ni profonde, ni prolongée; elle ne soustrait pas au corps une grande quantité de calorique. Chez quelques malades, il est nécessaire d'en réitérer l'application deux ou trois fois de suite. Le docteur Schedel l'a vu employé avec grand avantage, douze fois consécutives, chez une dame affectée d'accidents hystériques. Après chaque friction qui durait de deux à trois minutes, la malade se remettait au lit pendant cinq minutes, après ce temps, on recommençait.

Cette dame, ajoute-t-il, était d'un enthousiasme extrême pour l'hydrothérapie.

L'application de l'abreybung convient aux tempéraments bilieux, à ceux qui ont la peau sèche et chaude; dans les cas de douleurs nerveuses et de mouvements convulsifs, tels que la danse de Saint-Guy; dans les gastralgies, l'hystérie, la mélancodie, etc. Elle peut-être remplacée par le *staubad* ou douche à jets multiples.

FOMENTATIONS LOCALES.

Ceinture abdominale.

Une bande de toile longue d'environ deux mètres et demi, large de cinquante à soixante centimètres, qu'on roule autour de l'abdomen et de la région des reins, forme l'appareil auquel on a donné le nom de ceinture abdominale. On l'applique de la manière suivante : On commence par tremper dans l'eau froide, le tiers de la longueur de la bande, que l'on tord ensuite fortement pour en exprimer l'eau surabondante. On applique cette partie humide autour de l'abdomen, sur laquelle on roule la portion sèche; celle-ci doit recouvrir exactement le premier tour, afin de le soustraire au contact de l'air. On maintient l'appareil en place avec deux rubans de fil et des bretelles.

L'application de la ceinture mouillée fait éprouver une sensation de froid de courte durée. La chaleur du corps l'échauffe vite ; l'humidité se vaporise, la peau s'attendrit et finit par s'irriter lorsqu'on ne renouvelle pas l'application de la ceinture aussitôt qu'elle est sèche.

Ce procédé hydrothérapique favorise les fonctions de l'estomac et des intestins. Les affections du foie, ce qu'on appelle vulgairement les empâtements du bas ventre, les douleurs intestinales en réclament l'emploi.

La ceinture humide provoque sur la région qu'elle occupe l'éruption de boutons et de furoncles qui varient dans leur forme, leur couleur et leur volume. Il en est qui sont déjà secs, tandis que d'autres apparaissent, et que d'autres sont en suppuration.

A Græfenberg, tous les malades, sans exception , portent la ceinture mouillée. J'allais souvent aux douches pour examiner sur de nombreux malades la variété et la quantité de ces exanthèmes. Les malades les montrait par plaisir et avec une certaine ostentation, persuadés que cette éruption est critique, et que les mauvais sucs qui causent leurs maladies, sont expulsés par cette voie.

Des Compresses mouillées.

Ces fomentations sont stimulantes ou calmantes selon le mode de leur application.

Les premières, qu'on appelle aussi échauffantes, sont des pièces de linge, pliées en plusieurs doubles, trempées dans l'eau froide, exprimées, et appliquées ensuite comme topiques sur les parties malades, On recouvre ces compresses humides d'une bande de toile sèche exactement et hermétiquement appliquée pour empêcher l'accès de l'air et le refroidissement sur le point ainsi recouvert.

Ici, se passent encore les mêmes phénomènes physiques et physiologiques que par les applications des autres procédés aqueux. La sensation primitive du froid, causée par la compresse humide, réveille plus ou moins profondément, l'activité vitale de la partie malade ; la réaction qui en est la suite produit une chaleur vive et une exphorèse locale ou l'éruption d'un grand nombre de boutons et de pustules. Les tissus et les vaisseaux engorgés éprouvent nécessairement une salutaire influence de cette double excitation que l'on active ou que l'on modère, et que l'on renouvelle à volonté.

Cette sorte de topique due encore, ainsi que la ceinture abdominale, à Priesnitz, est appliquée fréquemment sur les engorgements arthritiques et rhumatismaux, les tuméfactions chroniques, les entorses anciennes, etc. Ce moyen bien simple est le meilleur des résolutifs; il finit quelquefois par devenir très irritant. On en abuse un peu trop à Græfenberg ; son application incessante y occasionne, chez plusieurs malades, des phlegmasies de la peau, très douloureuses et très longues à guérir.

Les fomentations dites *calmantes* ou *rafraîchissantes*, consistent dans l'application de compresses imbibées d'eau fraîche. On les renouvelle aussitôt qu'elles commencent à s'échauffer. Elle sont, comme nous l'avons déjà vu, très efficaces pour prévenir l'irritation et l'inflammation dans les accidents traumatiques. Il ne doit pas être discontinué tant que les symptômes inflammatoires persistent.

On les emploie avec avantage dans l'ophtalmie, l'érysipèle et autres phlegmasies de la peau, dans les congestions sanguines, et les névroses de la tête, conjointement avec les bains de siége qui agissent comme dérivatifs.

Emploi de l'Eau à l'intérieur.

L'eau étant le principal agent du traitement hydrothérapique, il importe qu'elle possède pour cet usage, et surtout pour la boisson, toutes les qualités d'une bonne eau; c'est-à-dire qu'elle soit fraîche, vive, limpide, inodore, aérée, dissolvant le savon, sans former de grumeaux (1).

L'eau potable la meilleure, est l'eau de pluie, lorsqu'elle est bien fraîche. C'est celle qui contient le plus d'air et moins de matières salines. Après l'eau de pluie, vient l'eau des grandes rivières qui coulent sur le sable et sur le gravier. Il est indispensable de la passer à travers un filtre à charbon, et de la rafraîchir pendant les temps chauds. La meilleure eau devient indigeste si elle n'est pas d'une fraîcheur agréable. Les eaux de source, même les meilleures, prises au lieu même où elles surgissent, ne valent pas l'eau de rivière. Elles ne sont pas assez aérées ; on les boit avec plaisir, parce qu'elles sont fraîches et limpides. L'eau de puits est ordinairement dure, parce qu'elle contient du carbonate et du sulfate de chaux, et qu'en outre, elle est privée d'air. Elle peut néanmoins être employée pour les bains et les douches. Dans ces opérations, l'eau n'agit que par sa température et la secousse qu'elle imprime au corps. L'essentiel est que le puits soit éloigné d'égoûts et de cloaques dont les eaux, imprégnées de gaz délétères, pourraient, par les filtrations, se mêler à l'eau du

(1) L'air contenu dans l'eau est formé de 68 parties d'azote et 32 parties d'oxigène ; l'air athmosphérique ne contient que 21 parties d'oxigène sur 100.

puits, et rendre celle-ci malfaisante et même dangereuse.

BOISSON.

L'eau pure compose toute la boisson des malades.

Dès le matin, pendant l'enveloppement et aussitôt que la sueur se manifeste, on donne au malade, chaque dix minutes ou chaque quart-d'heure, un quart ou un demi-verre d'eau, pour tempérer la chaleur interne, et favoriser le mouvement centrifuge qui s'est établi. La sueur est d'autant plus abondante que la quantité d'eau avalée est plus grande. Les malades boivent en se promenant aussitôt que la réaction est complète. Ils cessent de boire une demi-heure avant de se mettre à table. Ils ne recommencent à boire que deux heures après le repas.

Priesnitz ordonne à ceux qui sont portés à trop manger, de boire beaucoup d'eau pendant le repas. « La place qu'occupe l'eau, dit-il, empêche de remplir l'estomac d'aliments solides, et la digestion se fait plus facilement. » Je crois qu'il est dans l'erreur sur ce point. Lorsque les aliments sont trop délayés, la digestion devient pénible. La fonction vitale et chimique qui dénature les aliments et les rend assimilables, est retardée et même empêchée lorsque les aliments sont délayés dans une

grande quantité d'eau. On ne doit boire, en man-
geant, que lorsqu'on a soif.

En général, la boisson prise à jeun est la plus salutaire sous le rapport thérapeutique. Les malades
doivent s'y habituer peu à peu. Il faut attendre
que le premier verre d'eau bue soit digéré pour en
boire un second, ainsi de suite. Par cette pratique
bien simple qu'indique le simple bon sens, on arrive à boire facilement, et sans incommoder l'estomac, la quantité d'eau prescrite. A Græfenberg,
dès le début du traitement, les malades en général
boivent beaucoup trop ; aussi les indigestions d'eau
y sont assez fréquentes.

Il est nécessaire de se promener lorsque l'on doit
boire plusieurs verres d'eau. On doit s'abstenir de
boire quand on a froid.

La température de l'eau destinée à la boisson
hors des repas, doit être de 7, 8, et 10° centigrades.
Elle peut être à une température plus basse lorsqu'on mange.

La quantité d'eau prescrite varie selon le tempérament, l'âge, les forces vitales du malade et la
nature de la maladie. Les tempéraments sanguins,
bilieux et nerveux ont plus de tolérance pour l'eau
que le tempérament lymphatique. Les femmes, en
général, doivent moins boire que les hommes. Les
enfants et les vieillards, moins que les adultes. Les
malades qui ne peuvent pas faire de l'exercice

doivent être très modérés dans cette partie du traitement.

Les affections goutteuses et rhumatismales qui offrent des périodes inflammatoires, réclament une quantité plus grande de boisson que les mêmes affections d'un caractère atonique. La boisson aqueuse convient généralement dans les maladies bilieuses.

Les personnes qui ont l'estomac faible doivent boire peu à la fois. Elles doivent observer une gradation insensible dans la quantité d'eau que réclamerait la nature de leur maladie. Les névroses de l'estomac et du canal intestinal sont amendées par l'ingestion d'eau à une température basse, celle de 4, 5 et 6° cent. Les phlegmasies de ces organes exigent de l'eau à 8, 10 et 12° de température. La boisson aqueuse est encore indiquée lorsque les urines sont plus ou moins rouges et muqueuses.

Toutes ces conditions observées, rendent la thérapeutique aqueuse d'une grande utilité et lui font jouer un rôle important en hydrothérapie. L'eau, aidée d'une alimentation convenable, répare les déperditions causées par les sueurs ; elle excite la transpiration. Elle augmente la quantité des urines et facilite leur élimination. Elle dissipe la constipation, devient un bain froid pour l'estomac, augmente la tonicité de cet organe, donne de l'appétit et accroît les forces digestives. Absorbée, elle augmente la fluidité du sang, et favorise la circulation.

Faut - il suivre strictement le précepte de l'hydrothérapie qui défend l'usage du vin, du café, du thé, du chocolat à tous les malades indistinctement? Je réponds, non. En hydrothérapie comme dans toutes les méthodes thérapeutiques, il ne peut y avoir rien d'absolu. J'ai donné des soins à deux enfants, l'un scrofuleux, l'autre rachitique, à qui les bains, les douches et surtout les lotions d'eau froide, ont fait le plus grand bien. Mais tous les deux ont été soumis à un régime alimentaire très nutritif, et à table, ils buvaient du vin trempé dans de l'eau, et un doigt de vin pur à la fin de chaque repas. Ils s'en sont très bien trouvés. J'ai traité aussi deux vieillards, l'un de soixante huit, l'autre de soixante-treize ans, qui n'auraient pu supporter le régime aqueux dans toute sa rigueur. Il est nécessaire, lorsqu'on veut pratiquer l'hydrothérapie judicieusement, de bien observer les forces vitales, les fonctions organiques, et de tenir compte aussi des habitudes qui ont modifié ces mêmes fonctions; habitudes telles qu'elles semblent attachées à la vie de l'individu, et qu'on ne pourrait enfreindre impunément.

DES INJECTIONS.

On nomme ainsi en chirurgie l'action d'introduire un liquide dans une cavité du corps, au moyen d'une seringue. On emploie les décoctions émolientes, narcotiques, stimulantes, détersives, dans les divers organes creux, tels que le rectum, le vagin, la matrice, la vessie, le canal de l'urètre, les fosses nasales, le conduit auditif ou les ulcères fistuleux, pour remplir diverses indications thérapeutiques. En hydrothérapie, l'eau seule fournit à toutes ces indications, parce qu'elle est tonique, ou calmante, ou adoucissante selon que sa température est basse ou plus ou moins élevée.

Les lavements d'un usage habituel, devenus un besoin passablement incommode pour beaucoup de personnes, sont toujours administrés tièdes dans la pratique ordinaire. Ils ne font, dans ce cas, que délayer les matières et favoriser leur expulsion. Mais ils n'agissent nullement sur les propriétés vitales des membranes de l'intestin. L'eau froide a un double effet, celui de délayer les matières et d'agir sur le tissu même de la membrane muqueuse et sur la contractilité fibrillaire de la tunique charnue. Aussi, les lavements d'eau fraîche sont-ils employés avec succès dans les constipations opiniâtres ou dans certaines diarrhées dues à l'atonie des intestins.

Les lavements frais ont encore une influence directe sur la vessie, la matrice et les autres organes pelviens. Les catarrhes et les pertes de toute nature, réclament leur emploi.

Ce qui est relatif à l'administration des lavements est applicable à toutes les injections. Le praticien en détermine le mode et la température du liquide en raison du siége, de la nature, de l'acuité ou de la chronicité du mal. C'est ainsi que l'aspiration de l'eau froide par le nez est le meilleur moyen de dissiper l'enchifrènement; que les scrofules des narines, si communs dans l'enfance, disparaissent aussi sous son influence. Les gargarismes simplement aqueux, à des températures variées, sont aussi efficaces dans les diverses affections de la bouche et du gosier. Les injections aqueuses doivent toujours être employées dans les catarrhes de la vessie, de la matrice, etc.

Une chose importante à considérer, c'est qu'en hydrothérapie, ces moyens locaux sont toujours employés concurremment avec le traitement général dont le but est de favoriser les fonctions importantes de la peau et des organes secrétoires, et d'imprimer une activité salutaire à tout l'organisme.

DE L'AIR.

L'air sert à la respiration, c'est-à-dire à l'entretien de la vie de tous les êtres organisées. Respirer et vivre sont deux mots synonimes dans toutes les langues. La bonne composition de l'air est tout au moins et même plus indispensable à l'entretien de la santé, que la qualité des substances destinées à notre nourriture.

L'air sert non-seulement à la respiration, mais, par son contact sur le corps, il a une grande influence sur toutes les fonctions organiques. Outre les éléments de sa composition, l'air doit avoir de la densité, de l'élasticité, un certain degré d'humidité, et une température depuis 10 jusqu'à 20 et 22 degrés.

Les habitations les plus salubres sont celles situées à mi-côte, et celles situées sur le bord des fleuves et des rivières dont le cours est rapide, et où l'air se renouvelle constamment. Les anciens, qui s'entendaient bien à mettre en pratique tout ce qui se rapporte à la santé, choisissaient de préférence ces localités pour y bâtir leurs villes. Je suis très surpris que le professeur Scoutteten ait dit qu'il faut éviter le voisinage d'un grand fleuve pour un établissement hydrothérapique. Celui de Marienberg, celui de Mühlbad, situés sur le bord du Rhin, sont dans une position très favorable, préférable même à celle de Græfenberg.

L'air peut être vicié par de l'acide carbonique provenant d'un trop grand nombre de personnes ou d'animaux réunis dans le même lieu, ou par la décomposition de matières animales et végétales.

Il peut devenir très malfaisant lorsqu'il est à une

température trop élevée, et qu'il ne se renouvelle pas. M. Scoutteten cite l'exemple suivant : « Le fait le plus effrayant qui ait été rapporté sur les effets d'un air altéré par la respiration d'un grand nombre de personnes, se trouve dans l'histoire des guerres des Anglais. Dans l'Indoustan, cent quarante-six prisonniers furent enfermés dans une chambre de vingt pieds carrés, qui n'avait d'autre ouverture que deux petites fenêtres donnant sur une galerie. A deux heures du matin, il n'y en avait plus que cinquante en vie, et, à la pointe du jour, lorsque la prison fut ouverte, de cent quarante-six hommes qui y étaient entrés, il n'en sortit que vingt-trois vivants ; ils étaient dans l'état le plus déplorable qu'on puisse imaginer. »

Dans le temps, le professeur Dulong nous parla de ce fait dans son cours de chimie ; il nous fit observer que l'analyse de l'air de cette chambre, faite immédiatement après cet événement, n'offrit pas de différence sensible avec celle de l'air atmosphérique ; que les individus restés en vie étaient ceux qui s'étaient groupés auprès des deux fenêtres, et que c'est à la chaleur, à la raréfaction et au défaut d'électricité de l'air de la chambre, qu'il fallait attribuer la mort de ces prisonniers.

Rien n'est plus funeste à la santé que l'habitation d'un appartement trop chaud, hermétiquement calfeutré, et dont l'air ne se renouvelle pas. La faiblesse de la peau, de la muqueuse des bronches, la débilité des fonctions digestives, les rhumes, les catarrhes, une grande excitabilité nerveuse et plusieurs autres infirmités, deviennent le partage des personnes qui, pour se préserver du froid, font juste tout ce qu'il faut pour en être plus vivement impressionnées.

A Græfenberg, plusieurs malades prennent ce qu'on appelle des bains d'air. J'ai vu, au mois de novembre et par un temps très froid, puisqu'il gelait, quelques uns d'entre eux, après avoir pris la douche et s'être essuyés, s'exposer tout nus au contact de l'air extérieur pendant trois à quatre minutes. Je demandai à un Anglais qui venait de prendre son bain d'air, depuis combien de temps et pour quelle affection il suivait le traitement hydrothérapique. Il me répondit : « depuis huit mois, et pour me débarrasser de catarrhes et de douleurs de rhumatisme auxquels j'étais sujet. » Il ajouta qu'il se trouvait très bien du traitement, qu'il ne craignait plus le froid, et que le bain d'air augmentait le bon effet de la douche.

Il y avait encore à cette époque, soit à Græfenberg, soit à Freyvaldeau, environ cent cinquante malades. C'étaient les plus infirmes, puisque la plupart d'entre eux étaient décidés à suivre le traitement pendant l'hiver. Et bien, sur ce nombre, il

n'y en avait pas un seul d'enrhumé. Cette circonstance aurait passé inarperçue par moi, comme par
tous les médecins qui ont été à Græfenberg, si,
après avoir pris un rhume dans un voyage de trois
jours que je fis à Olmutz, je n'étais devenu, pour
ainsi dire, la risée de tous ces malades qui se mo-
quaient de voir un médecin enrhumé. J'avais une
toux rauque et profonde, qui faisait tourner toutes
les têtes de mon côté, pendant le souper. Le lendemain matin, je me fis transpirer pendant une
heure, puis lotionner et frictionner fortement la
poitrine, les reins et tout le corps, avec un linge
mouillé. Ma peau devint très rouge. Je m'habillai
vite et fus me promener dans les bois. A neuf
heures, je rentrai pour déjeuner. Mon rhume s'était
complètement dissipé. Depuis lors, je n'ai pas
toussé une seule fois.

En contractant des habitudes de mollesse, nous
avons augmenté le nombre de nos maux. Ancien-
nement, nos grands seigneurs voyageaient toujours
à cheval avec leur suite. Ils jouissaient d'une santé
robuste. Il n'y a pas un demi-siècle que les bouti-
ques de nos détaillants étaient sans fermeture vi-
trée. Je suis persuadé que les rhumes n'étaient pas
plus communs chez eux qu'ils ne le sont aujour-
d'hui chez nos marchands. Il est de fait que c'est
auprès du feu que l'on s'enrhume le plus souvent.
Nos animaux domestiques mêmes sont très sujets

aux rhumes et aux catarrhes pulmonaires. Les animaux qui vivent à l'air libre, jamais.

Nous terminerons cet article sur l'air en citant les paroles d'un homme à qui l'hydrothérapie a rendu la santé dont il désespérait depuis longtemps. « Ce n'est pas de l'eau seulement dont on use, ou se garde comme d'une chose inutile, nuisible même. Combien n'y a-t-il pas de gens qui envisagent l'air, cette substance vitale, comme un fluide capricieux, auquel il ne convient de s'exposer qu'avec réserve et précaution; qui ne parlent d'air du soir, du matin, du midi, d'été, d'hiver, etc., que comme autant de génies essentiellement différents, taxant les uns d'être trop froids, trop chauds, trop humides, comme si réellement la nature pouvait être en défaut, ou se jouait de nous, prenant plaisir à être bienfaisante à certaine heure, en certaine saison, pour devenir perfidement nuisible à une autre heure, dans une autre saison ? Ils ne voient donc pas que le changement comme l'intermittence est une des lois les plus importantes? — Que les alternatives de température sont nécessaires à tous les êtres vivants? Qu'à chaque journée de chaleur succède une nuit de fraîcheur; que tandis qu'une chaleur prolongée épuise, putréfie et décompose, une transition au froid fortifie, épure et conserve ? A moins de supposer que ce que Dieu a fait, puisse être incomplet ou sans but, il faut bien admettre qu'à notre conformation, comme chef-d'œuvre de la création, se rattachent des conditions d'existence physique qu'il ne nous est pas permis de transgresser aussi inconsidérément que nous le faisons (1). »

DES VÊTEMENTS.

L'effet général du traitement hydrothérapique est de fortifier le corps, de favoriser la calorification, d'activer l'énergie du système cutané, et de le rendre moins impressionnable au froid. C'est cependant à tort qu'au début de ce traitement, on ordonne presque toujours aux malades de mettre de côté, sur-le-champ, la flanelle, de ne pas porter de manteau, même lorsqu'il fait très froid. Le malade saisira lui-même, pendant le traitement, le moment le plus convenable pour se débarrasser des parties de son habillement qui lui deviendront incommodes et même insupportables. Nous ferons observer seulement que si des vêtements épais, fourrés, affaiblissent la peau et par suite le corps, il importe de ne pas tomber dans un excès opposé. Il faut que le malade, dans les moments où il n'est pas

(1) Notice sur l'*Hydrothérapie*, par M. André d'Anvers.

soumis aux procédés hydrothérapeutiques, ressente dans lui une chaleur agréable, et par conséquent salutaire, qu'il ne doit pas perdre par l'effet de vêtements trop légers. Ce n'est que peu à peu qu'il arrivera, sans inconvénient, à se vêtir le moins que possible. En général, nous nous couvrons trop. Plus nous nous vêtissons, plus nous devenons sensibles au froid. C'est le mouvement, c'est l'activité qui doivent entretenir la chaleur du corps, et non des vêtements qui nous mettent trop à l'abri du contact bienfaisant de l'air. « Je suis tout visage. » disait un ancien Grec à l'un de ses amis, surpris qu'il était de le voir si peu vêtu en hiver. Néanmoins, les enfants débiles, scrofuleux, les vieillards, doivent être chaudement recouverts pendant qu'il fait froid, même en suivant le traitement hydrothérapique. En Allemagne, j'ai vu de pareils malades être encore habillés de toile ou de coutil au quinze novembre. Ils étaient soumis au même régime que les autres, mais à leur détriment, car ils étaient transis de froid. Je fus consulté pour deux enfants scrofuleux. Je recommandai à leurs mères de les vêtir plus chaudement si elles voulaient obtenir du traitement hydrothérapique les heureux effets qu'elles en attendaient.

Il n'est pas moins vrai de dire que lorsqu'on a fait ce traitement pendant quelques mois, on ne sent plus le besoin de porter des caleçons et des gilets de flanelle, même en hiver.

DE L'EXERCICE.

L'exercice est un élément très important de la méthode hydrothérapique. Il a une action puissante sur la circulation du sang et des autres fluides de l'économie animale. Il a aussi une influence marquée sur la respiration, la calorification et la force musculaire. Il donne de l'appétit et facilite la digestion. La médecine ordinaire recommande l'exercice à ses malades. L'hydrothérapie le prescrit d'une manière absolue. Le campagnard qui a inventé cette méthode, a montré une sagacité rare, en combinant d'une manière rationnelle et parfaite, l'application de ses procédés aqueux avec la promenade et les travaux manuels pour concourir au même but, le rétablissement de la santé.

Le mouvement que le vent imprime aux arbres favorise la circulation de la sève. Il y a une différence bien grande entre ceux qui croissent sur la lisière des bois et ceux qui végètent dans la profondeur des massifs. Les premiers sont beaux et vigoureux ; la végétation des autres est languissante.

Cette observation est encore bien plus applicable à l'homme. Pour que la santé soit parfaite, il faut le concours de toutes les fonctions organiques. Or, les fonctions musculaires ont, sous ce rapport, une importance grande. Les individus sédentaires mènent pour la plupart une existence maladive, et sont sujets à des affections presque déterminées. Il existe des traités spéciaux de pathologie sur ce sujet ; les gens de lettres n'y ont pas été oubliés.

La diminution de l'appétit, la faiblesse des digestions, la langueur de toutes les fonctions, l'irritabilité du système nerveux, l'insomnie, sont le résultat d'un repos trop longtemps continué.

Les enfants qui ont besoin de grandir, et par conséquent de manger souvent, sont toujours en activité. Ils ne peuvent rester tranquilles. Ils obéissent à la force impulsive de la nature. La vie n'est que mouvement.

Si l'exercice en plein air est indispensable à l'entretien de la santé, s'il porte une influence salutaire à l'accomplissement de toutes les fonctions organiques, il devient donc un élément essentiel de la méthode hydrothérapique. Le point capital est d'établir un rapport rationnel entre le genre et la durée de l'exercice, et les forces vitales du malade. A

Græfenberg, on n'y regarde pas de si près ; tous les malades, pour peu qu'ils puissent agir ou marcher, sont soumis aux mêmes exercices. Il faut grimper une montagne pour aller aux douches. Pluie, neige, vent, peu importe, impotent ou non, il faut marcher, il faut se promener ; on marche, on se promène. Chaque malade est, en outre, muni d'un chevalet et d'une scie, de coins et d'une masse, pour scier et refendre du bois. Tous, hommes et femmes, vieillards et enfants, grands seigneurs et grandes dames, paysans et paysannes, se livrent à cet exercice. La plupart des malades à Freyvaldeau, ont dans leurs chambres un chevalet élevé sur lequel est une grosse bûche qu'ils scient par rondelles successives, minces comme des tranches de saucisson. J'étais émerveillé du zèle de ces malades pour un exercice si ennuyeux. Je conseillai à plusieurs d'aller chez les cultivateurs voisins, battre en grange, ce qui leur serait un exercice plus agréable et plus salutaire.

Il me semble voir plusieurs gens du monde, et peut-être quelques médecins, sourire à de pareilles prescriptions thérapeutiques. Les dames de la cour de France ne sourirent pas lorsque, pour les guérir d'affections nerveuses et convulsives, Tronchin, médecin du roi, leur prescrivit de frotter leurs appartements. Cette ordonnance eut un succès complet ; les convulsions cessèrent.

Dans l'Établissement Hydrosudopatique de Long-champs, à Neuilly, on joue au billard, à la raquette; on scie du bois, on ratisse les allées du parc, on cultive les plates-bandes, on manie l'aviron, on s'exerce à la natation, on pompe de l'eau. Les malades qui ne peuvent pas marcher sont promenés dans une petite voiture découverte, ou balancés à l'escarpolette.

Quel que soit l'exercice auquel on se livre, il ne faut jamais qu'il aille jusqu'à la fatigue. Ce précepte est surtout recommandé aux goutteux et aux rhumatisants. Les promenades trop longues ou trop rapides, les exercices forcés irritent les parties principalement malades, et la souffrance et les engorgements articulaires reparaissent; ces phénomènes, appelés improprement crises en Allemagne, retardent souvent la guérison.

DU RÉGIME ALIMENTAIRE.

Les pertes plus ou moins abondantes occasionnées par la sudation, l'appétit devenu plus vif par les procédés aqueux et l'exercice, exigent une alimentation propre à la nutrition et à la réparation de ces pertes. Dans le choix des aliments, il est important surtout de tenir compte de la faculté digestive de l'estomac qui, dans plusieurs cas, n'est pas en rapport avec l'appétit que ressent le malade. Le précepte hydrothérapique: *de manger à son ap-*

pétit, suivi et dépassé même à Græfenberg, a souvent de mauvais effets ; aussi la plupart des malades y sont affectés de pyrosis ou fer chaud , et ont des régurgitations très fréquentes. C'est d'après la manière dont s'exécute la digestion qu'il faut déterminer la quantité et la nature des aliments qui conviennent à chaque malade. Il importe de relever peu à peu les forces digestives ; les autres fonctions se rétablissent bientôt lorsque celles si importantes du système digestif s'exercent régulièrement et sans trouble. Ce système a l'influence la plus énergique et la plus étendue sur toutes les fonctions de notre économie. Il faut encore avoir égard à l'âge, à la constitution générale des individus et à la nature de leurs maladies. Celui affecté d'obésité ne doit pas être nourri de la même manière que l'individu remarquable par son état de maigreur.

Les malades font trois repas par jour ; celui du matin, qui a lieu à neuf heures, se compose de lait cru , de beurre, d'œufs frais à la coque, de pruneaux cuits et de pommes de terre en robe de chambre. Le dîner, à une heure, est ainsi composé : soupe, bouilli, deux plats d'entrée dont un de légume ou de poisson ; rôti de bœuf, ou de veau, ou de volailles, dessert. Le souper est semblable au déjeuner. Il a seulement de plus un plat de viande. Les malades doivent être sobres au repas du soir. Pour jouir, pendant la nuit, d'un sommeil calme et réparateur qui dispose favorablement le corps aux procédés hydrothérapiques du lendemain, il faut que la digestion s'opère facilement et ne se fasse pas sentir.

Les aliments riches en principes assimilateurs, sans recherche dans leur apprêt, sont les seuls qui conviennent aux personnes affectées de maladies chroniques. Les épices, qui excitent un appétit factice en irritant plus ou moins les organes digestifs, sont bannis de leur table.

L'eau pure et fraîche est la seule boisson adoptée dans notre méthode de traitement.

DES CRISES.

Le mot crise a reçu en médecine des acceptions bien variées. En hydrothérapie, Priesnitz et ses adeptes l'appliquent au plus petit changement, au moindre épiphénomène que présente la maladie pendant le traitement. Un malade a-t-il pris une trop grande quantité d'eau qu'il n'a pu digérer? l'état de malaise et d'anxiété qui suit cette indigestion, est une crise. Survient-il un vomissement? c'est une crise. Une irritation fébrile se manifeste-t-elle par l'effet des grands bains ou de la grande douche? Cette irritation est critique. Les symptômes d'une affection nerveuse sont-ils un peu exaltés? ils deviennent des crises. La ceinture et les compresses mouillées développent-elles des phlegmasies, des boutons et des pustules sur les parties où elles sont appliquées? Ces exanthèmes sont encore des crises.

Celles qui excitent le plus l'attention et font la joie des malades, sont les éruptions à la peau, quelles que soient leur forme et leur nature. Comme l'inventeur de l'hydrothérapie est imbu de l'idée, que toutes les maladies ont pour cause des humeurs viciées mêlées au sang, il croit aussi que la sanie, la sérosité ou la suppuration de ces exanthèmes sont le *materies morbi* dont l'élimination est indispensable au rétablissement de la santé. Les malades goûtent ce raisonnement ; et tous, quelle que soit la nature de leurs affections, névralgie de la tête, de la poitrine, des organes abdominaux ou des muscles locomoteurs, asthmes, gastralgie, hystérie, affections catarrhales, maladies de la peau, tous, dis-je, portent la ceinture abdominale et des compresses stimulantes dont l'effet est de provoquer l'éruption des exanthèmes sur les parties où elles sont appliquées. Cette éruption a ordinairement lieu après un mois ou un mois et demi de traitement. Elle se fait attendre quelquefois plus longtemps. Il se manifeste aussi des phlegmons isolés sur les autres parties du corps, et ceux-ci sont ordinairement plus volumineux que ceux produits par l'action des compresses.

Il est plusieurs malades qui, quoique affectés de maladies réputées humorales, guérissent néanmoins sans éprouver de ces crises.

Il en est d'autres dont les fonctions vitales ayant peu d'énergie n'en éprouvent pas non plus; leur santé s'améliore cependant, malgré l'absence de ces exanthèmes.

Que l'on considère ces éruptions comme des crises éliminatrices et dépuratives, ou comme des symptômes de l'activité des propriétés vitales, il reste constant qu'elles concordent toujours avec une amélioration sensible de l'état des malades, et sont quelquefois les avant-coureurs de leur guérison.

Mais ces éruptions doivent être maintenues dans de justes bornes; elles sont souvent précédées ou accompagnées d'une fièvre plus ou moins forte, d'un état d'agitation et d'insomnie qui dure plusieurs jours, et qui réclame l'attention et la sollicitude du médecin. Sagement dirigée, cette fièvre devient même très avantageuse dans la curation de plusieurs affections chroniques. L'observation de tous les temps a constaté ce fait.

Lorsque les phlegmons et les pustules s'aglomèrent en très grand nombre sur une partie du corps, et que l'on continue néanmoins l'application des compresses stimulantes, la peau finit par s'altérer, le tissu cellulaire sous-cutané s'épaissit, durcit, et il en résulte une affection locale longue

et difficile à guérir. Pendant mon séjour à Græfenberg, je fus consulté par deux dames pour
deux cas semblables.

Une dame hollandaise était venue chez Priesnitz à cause d'un rhumatisme qui avait principalement son siége à l'épaule et au bras droit. Outre
le traitement général, on avait tenu constamment
appliqué des compresses échauffantes sur le bras,
malade. Ce bras avait acquis un volume double de
celui du côté opposé; la peau était rougeâtre, couverte de cicatrices de couleur violacée, de pustules
en suppuration, d'autres pustules charnues, rouges
et molasses, d'autres qui étaient ulcérées. Le doigt
indicateur était émacié et estropié. La chute du
petit phalangien avait été la suite d'un panaris
qu'on avait traité avec des compresses mouillées et
des bains de coude. Le tissu cellulaire sous-cutané
du bras était épaissi et dur sur plusieurs points;
ce bras semblait atteint d'un éléphantiasis.

L'autre dame était de Breslaw; elle avait eu recours à l'hydrothérapie pour une ancienne entorse
du genou droit; sa jambe était dans le même état
que le bras de la dame hollandaise. Ces deux malades continuaient toujours l'application des compresses échauffantes sur les parties malades, et
allaient tous les jours les exposer à la douche.

Je leur conseillai de cesser leur traitement, puisque l'une n'avait plus ses douleurs rhumatismales,

et que l'autre ne souffrait plus de son genou. Je fis observer à celle-ci qu'il fallait qu'elle tînt sa jambe en repos; que les deux heures de marche qu'elle faisait pour aller à la douche ou en revenir la fatiguaient beaucoup et nuisaient à sa guérison. « Vous avez peut-être raison, me répondit-elle, car le matin quand je sors du lit, ma jambe est beaucoup moins grosse. » Je conseillai ensuite à l'une, de rouler et de serrer convenablement une bande de toile large d'environ trois travers de doigt autour du bras malade depuis l'épaule jusqu'à la main, après avoir préalablement recouvert les points ulcérés avec de la charpie râpée; et à l'autre, d'appliquer le même appareil depuis le dessus du genou jusqu'au pied. Ces dames quittèrent Grœfenberg trois ou quatre jours après ma visite.

Je me hâte de faire observer que ces accidents sont rares relativement au nombre des malades qui font usage de la ceinture et des compresses échauffantes. Ces accidents prouvent, au reste, la puissance d'un moyen qui paraît si simple, et dont l'application judicieuse offre des avantages positifs dans les cas d'engorgements articulaires chroniques, de tuméfaction des ganglions lymphatiques, de faiblesse d'articulations, etc., répétant encore que ces moyens locaux sont toujours employés simultanément avec les procédés hydriatriques qui agissent sur l'ensemble de l'organisation.

Une observation importante doit être faite à ceux qui suivent strictement les procédés de Priessnitz, qui, en général, tendent à irriter la peau ; c'est sur cet organe qu'agissent directement les agents hydrothérapiques. Il est donc essentiel de l'entretenir dans l'état le plus favorable à subir leur action. Si la peau devient très irritable, elle ne remplit plus ses fonctions. On arrivera bien plus sûrement et bien plus vite à la guérison, en ménageant sa structure anatomique et ses fonctions physiologiques, soit par les frictions faites méthodiquement, soit par l'application judicieuse des compresses stimulantes.

L'oubli de ces principes est la cause de la durée très longue du traitement à Grœfenberg.

Règle générale ; il importe de conserver, autant que possible, la fraîcheur et la souplesse de la peau.

Si l'on réfléchit sans prévention sur les éléments de l'hydrothérapie, sur ses procédés nombreux et les effets variés qu'on en obtient à volonté, pour ainsi dire, on restera convaincu de la possibilité de modifier, d'une manière plus ou moins profonde, les fonctions organiques, et par conséquent d'obtenir la guérison de plusieurs affections chroniques rebelles à nos moyens thérapeutiques ordinaires les mieux combinés, et à l'action des eaux thermales qui paraissent le mieux indiquées.

Après avoir passé en revue les divers procédés

du traitement hydrothérapique, nous devons indiquer, d'une manière générale, comment de leur combinaison il résulte des effets ou antiphlogistiques et sédatifs, ou toniques, ou éliminateurs.

Le TRAITEMENT ANTIPHLOGISTIQUE OU SÉDATIF est employé pour prévenir ou pour combattre l'irritation et l'inflammation : l'application du froid doit avoir assez d'intensité et être d'une durée suffisante pour empêcher la réaction d'avoir lieu. Les accidents traumatiques dont nous avons parlé, l'érysipèle, les affections exanthématiques, qui ne deviennent dangereuses que par l'irritation et la fièvre qui les accompagnent et provoquent les symptômes typhoïdes, les fièvres d'un mauvais caractère, remarquables dès leur début par l'accélération du pouls, la chaleur et la sécheresse de la peau, et des symptômes nerveux qui en indiquent la gravité ; la fièvre rhumatismale, les phlegmasies internes, les affections convulsives, les commotions et les congestions cérébrales réclament le traitement antiphlogistique et sédatif.

Les procédés de ce traitement sont : les affusions, l'immersion générale ou partielle dans l'eau froide depuis une minute jusqu'à deux, trois, quatre heures et même davantage ; le drap mouillé, les compresses rafraîchissantes. C'est le procédé employé par Percy, Currie, Tissot, de Hahn, Zimmermann, Pomme, Giannini, Dupuytren, etc. Pomme est celui qui l'a mis en pratique le plus souvent, et avec le plus d'audace dans les affections spasmodiques; il laissait certains malades cinq, dix, quinze et vingt heures de suite dans le bain, en y faisant ajouter de la glace de temps en temps. Je ne crois pas qu'un hydropathe osât suivre cet exemple. Dans ce procédé, dont l'action antiphlogistique et sédative a toujours les succès les plus certains et les plus heureux, l'eau agit par sa température et par sa forme liquide, qui en rend l'emploi très facile. L'action prompte et subite de l'air froid produit le même effet, mais on ne peut pas juger aussi facilement son action. « Zimmermann, appelé pour traiter d'une variole confluente l'enfant chéri d'une maison distinguée, que l'on tenait enfermé entre quatre rideaux, enfoui sous trois couvertures, dans une chambre close et constamment chauffée, avec des boissons à une haute température, du vin et des cordiaux pour médicaments, eut le courage de fronder l'opinion et de se raidir contre les cris d'une mère éplorée. Trouvant l'enfant en transport, il fait éteindre le feu, ouvrir les rideaux, les portes et les fenêtres, et va le poser, couché sur son oreiller, à la croisée et sur la neige. Aussitôt le délire tomba, la fièvre se calma, et tout rentra dans l'ordre (*La Corbière*). »

Tissot, dans un cas semblable, immergea l'enfant dans l'eau froide avec le même succès.

Il n'est pas un médecin qui ne convienne que dans les cas maladifs indiqués ci-dessus, l'eau froide ne soit le moyen le plus efficace qu'on puisse employer.

Le TRAITEMENT TONIQUE est basé sur l'emploi des procédés hydrothérapiques qui agissent d'une manière lente et progressive sur tous les systèmesd'organes. La sudation ne fait jamais partie de ce mode de traitement, où elle serait plus nuisible qu'utile. Ces procédés varient suivant le cas individuel; ce sont :

1° Les frictions avec un linge humide trois fois par jour;

2° Les bains de siége deux fois par jour;

3° La douche en poussière, ou le staubad;

4° L'abreybrung ou friction dans le drap mouillé;

5° L'enveloppement dans le drap humide, le matin pendant une heure, suivi d'une affusion froide et des frictions; un bain de siége ou une douche à pluie dans la journée; friction humide suivie de frictions avec un linge sec, avant de se mettre au lit;

6° Bain entier pendant demi-minute suivi de la grande douche pendant une minute; bain de siége à courant continu dans la journée; lotions et frictions le soir.

7° Eau froide bue avec modération comme bain d'estomac.

8° Ceinture abdominale si les fonctions digestives ou intestinales sont pénibles.

9° Promenade et exercice au grand air en rapport avec les forces du malade, qu'il faut relever peu à peu.

10° Régime diététique convenable.

Ces divers procédés, variés selon les cas qui les réclament, sont employés avec avantage dans la débilité générale provenant d'une longue maladie, de l'usage des purgatifs; dans les convalescences pénibles où les fonctions, et surtout celles de la peau, sont languissantes; dans l'épuisement des forces à la suite d'excès de tout genre; dans la faiblesse de l'innervation cérébrale, où il y a paresse de l'esprit et diminution de la mémoire; dans certains cas de paralysie, sans altération organique du cerveau et de la moelle épinière; le delirium tremens, l'hystérie, la gastralgie accompagnées de faiblesse et de maigreur; certains catarrhes de la vessie et de l'utérus qui ne tiennent pas à un vice herpétique ou à tout autre vice; la chlorose; l'état scrofuleux accompagné de faiblesse.

Sous l'influence de ce mode de traitement, l'appétit acquiert de l'activité, les fonctions digestives s'améliorent, la force musculaire, la puissance nerveuse, la gaîté et l'embonpoint remplacent bientôt la faiblesse, la maigreur et la tristesse.

Ces effets, nous dira-t-on, sont également obtenus par l'emploi des eaux minérales et le séjour à la campagne. L'expérience prouve le contraire. Tous les malades traités et guéris par l'hydrothérapie, avaient auparavant fait usage des bains thermaux. La méthode hydrothérapique offre l'immense avantage de modifier toujours d'une manière salutaire les fonctions de l'estomac; on ne peut pas en dire autant des eaux minérales froides ou chaudes.

Le Traitemeet éliminateur que le docteur Schedel, nomme altérant et résolutif, et le docteur Mayo de Londres, réductif ou affaiblissant, est celui par lequel on provoque et l'on entretient une transpiration plus ou moins abondante, au moyen de l'enveloppement sec ou humide. Ce procédé, pratiqué dès le matin, répété une seconde fois dans la journée pour quelques cas, suivi du grand bain froid, ou du demi bain dans lequel on frictionne vivement le malade ; la ceinture abdominale, les compresses excitantes, les douches, le bain de siége, les lotions répétées, la boisson aqueuse, la promenade, les exercices qui facilitent et entretiennent la réaction et la transpiration, une nourriture substantielle et toujours suffisante pour réparer les pertes occasionnées par les sueurs et les sécrétions diverses, impriment à toute l'économie une modification profonde. Ce traitement détermine l'éruption à la peau des phlegmons et de pustules diverses dont nous avons parlé à l'article des *crises*.

Les maladies qui réclament l'emploi de ce traitement sont ordinairement chroniques ; les affections rhumatismales et athritiques, qui ne sont pas accompagnées de phénomènes inflammatoires (dans ce dernier cas, il faudrait commencer par l'application des moyens sédatifs) ; les affections scrofuleuses et catarrhales, l'obésité, les maladies de la peau, les affections mercurielles, syphiloïdes, la jaunisse, l'engorgement du foie et de la rate, les tuméfactions articulaires, les affections intestinales accompagnées de la sécheresse de la peau ou de la diminution de la transpiration ; en un mot, toute affection chronique où l'organe cutané ne remplit pas ses fonctions.

Il est facile de sentir, et l'expérience le démontre journellement, que des sueurs qu'on obtient aussi abondantes qu'on le juge convenable, doivent donner une grande activité au système lymphatique ; que la réaction, suite nécessaire et inévitable de l'application des divers procédés aqueux, imprime une impulsion puissante à toutes les fonctions organiques ; que l'apparition des divers exanthèmes à la peau, soit qu'on les considère comme l'expulsion d'un vice morbifique, ou seulement comme l'accroissement de vitalité du système dermoïde et du tissu cellulaire sous-cutané, atteste l'effort de la nature vers la guérison.

Le médecin ne peut donc se dispenser de prendre en considération un traitement qui donne le pouvoir d'obtenir à volonté des sueurs abondantes et des déliminations de toute nature, tout en augmentant l'énergie des fonctions digestives et les forces vitales des malades. Aucune autre méthode curative ne peut prétendre à de pareils effets.

Les trois modes hydrothérapiques dont il vient d'être question, ne sont pas tellement tranchés, qu'on ne puisse les combiner et en faire un traitement mixte applicable à certains cas particuliers, ou à quelque épiphénomène survenu dans le cours d'une maladie. Le praticien judicieux a souvent recours à cette combinaison (1).

(1) Quelques auteurs ont ajouté à ces trois divisions de la méthode hydrothérapique, trois subdivisions sous les noms de traitement *antispasmodique*, traitement *résolutif* et traitement *dérivatif*. Ces trois subdivisions rentrent évidemment dans l'une des catégories que nous avons établies. Ainsi, notre traitement *antiphlogistique* et *calmant* devient *antispasmodique* dans les cas inflammatoires accompagnés de phénomènes nerveux. Le traitement *tonique* est aussi *antispasmodique* dans la danse de Saint-Guy et autres névroses de ce genre.

Les compresses *calmantes*, *réfrigérantes*, agissent comme *résolutives* dans l'ophtalmie, l'érysipèle, etc. Les compresses *stimulantes* ou *échauffantes* sont de puissants *résolutifs* pour les tumeurs indolentes.

Le bain de siége, le bain de pied, la ceinture abdomi-

Maintenant que nous avons exposé les principes généraux de l'hydrothérapie, les éléments qui la composent, ses procédés d'application et leurs effets divers sur l'économie animale, il nous paraît impossible qu'on puisse révoquer en doute les avantages de cette méthode dans le traitement de plusieurs maladies chroniques. Quoique ces éléments soient peu nombreux, il résulte de leur combinaison des effets tellement variés qu'ils peuvent remplir les indications thérapeutiques les plus diverses.

Il est impossible de ne pas convenir que l'eau, selon ses divers degrés de température, les formes variées sous lesquelles on l'applique, et la durée plus ou moins longue de cette application, ne soit un agent médicateur aussi variable dans ses propriétés qu'utile dans le traitement des maladies les plus opposées.

Elle est employée dans les maladies aiguës et les maladies chroniques ; les maladies inflammatoires et les leucophlegmasies ; le tétanos et la paralysie ; la suppression d'urine et le diabétès ; la strangurie

nale même, les lotions et autres procédés aqueux, sont tantôt toniques, tantôt calmants, tantôt résolutifs, tantôt dérivatifs, et sont employés conjointement avec la sudation dans le traitement que nous avons appelé *éliminateur*. Ces subdivisions deviennent de véritables superfétations qui obscurcissent la science, au lieu de la rendre claire et facile à saisir dans ses applications.

et l'incontinence d'urine; la maigreur extrême et l'obésité; le rhumatisme douloureux et l'insensibilité; l'inflammation et la congélation. Elle est efficace dans les spasmes et les convulsions; elle ne l'est pas moins dans la torpeur et la résolution des membres.

Froide, elle arrête le vomissement opiniâtre; légèrement tiède, elle provoque le vomissement; son application produit le froid et amène une réaction brûlante.

Apéritive ou astringente, affaiblissante ou tonique, sédative ou irritante, l'eau, maniée avec intelligence, devient un des agents les plus merveilleux de la thérapeutique.

La méthode hydrothérapique, basée sur l'emploi de l'eau à l'intérieur et à l'extérieur, sur la sueur, l'exercice et le régime alimentaire, n'exclut pas les agents pharmaceutiques, mais ceux-ci deviennent moins souvent nécessaires. La raison en est bien simple : presque toutes les maladies ont pour cause un état inflammatoire, ou l'irrégularité dans les fonctions du système nerveux, ou bien des humeurs viciées, pour me servir du langage des anciens.

Quel est l'antiphlogistique qui, seul ou associé à la saignée, peut être comparé, dans le traitement d'un grand nombre de maladies inflammatoires, à l'eau froide administrée en boisson, bains, lotions, applications, etc., etc.? Quel est le moyen, avons-nous dit, plus efficace que l'eau, à prévenir l'irritation et l'inflammation qui en est la suite, dans toutes les opérations chirurgicales, dans les accidents traumatiques graves, et dans presque toutes les phlegmasies ?

Quel est le calmant, quel est le remède régulateur des fonctions nerveuses qui puisse être mis en parallèle avec l'action de l'eau froide dans presque toutes les névroses ?

Les effets des sudorifiques, diurétiques et apéritifs ordinaires, sont-ils aussi assurés, aussi réguliers, aussi constants? sont-ils ainsi, que leur durée, au pouvoir et à la volonté du médecin, comme ceux des procédés sudatoires et excréteurs de l'hydrothérapie? Sont-ils exempts, comme ces derniers, d'altérer les fonctions digestives?

Les faits nombreux que nous avons rapportés, et ceux dont nous avons à parler, répondent suffisamment à ces questions. Ces faits, nous le disons encore, ont été observés par les médecins les plus instruits de diverses nations, appartenant à diverses écoles et professant diverses doctrines. D'où vient que tous ont constaté les mêmes résultats? C'est qu'au fond, il n'y a et il ne peut y avoir qu'une seule doctrine, qu'une seule science médicale, basée sur l'observation, c'est-à-dire sur les lois immuables de la nature. Heureux quand nous marchons d'accord avec elle!

La méthode hydrothérapique repose sur des principes généraux de physique, de physiologie et de pathologie, dont l'application exige des combinaisons diverses selon la nature des affections et l'état des malades. Modifiant l'organisme sans secousse , sans irritation , sans dégoût pour le malade, son emploi est avantageux dans un grand nombre de maladies chroniques contre lesquelles les moyens pharmaceutiques et l'usage des eaux minérales sont presque toujours sans effet.

Nous avons vu que cette méthode ranime l'activité vitale, en agissant directement et inévitablement sur le système circulatoire et le système nerveux dont il harmonise l'action avec celle des autres systèmes. Elle augmente toutes les sécrétions, élimine du corps des matériaux usés et morbides, et les remplace par des matériaux promptement réparateurs. Aussi cette méthode de traitement obtient des succès nombreux dans les affections nerveuses, les douleurs rhumatismales et goutteuses, les maladies catarrhales, les affections de l'estomac et des instestins qui réagissent d'une manière si fâcheuse sur tout l'organisme.

Pour toutes ces maladies, comme pour les affections bilieuses, la chlorose, les pâles couleurs, l'hystérie, la faiblesse générale, l'obésité, les scrofules, le rachitisme, les maladies cutanées, les affections opiniâtres de l'utérus, il importe d'agir puissamment sur toutes les fonctions et sur la constitution des individus malades. Or, pour obtenir ce résulat, rien n'est plus propre que l'emploi bien combiné des moyens hydrothérapeutiques, qui portent leur action sur les solides et rétablissent l'équilibre dans l'élaboration et le mouvement des fluides.

Les cautères, les sétons, les moxas, les vésicatoires, des médicaments internes, dont l'effet est toujours borné, ne peuvent pas avoir cette puissance d'action, indispensable cependant à la guérison des maladies chroniques, qui, en général, conduisent les pauvres à l'hôpital des *incurables*, et rendent les riches tributaires de la douleur, des charlatans et des vendeurs de drogues.

Il ne faut pas croire que l'application de l'hydrothérapie repose sur des principes autres que ceux adoptés par la médecine ordinaire. Elle calme l'inflammation par la soustraction du calorique; elle évacue par la peau, au moyen des sueurs; le canal intestinal, par des lavages aqueux; agit sur les organes secrétoires par la boisson d'eau; ses procédés, ainsi que nous l'avons vu, sont tantôt toniques, tantôt calmants, tantôt dérivatifs, etc. Cette méthode, coordonnée dans tous ses points, offre le précieux avantage d'être plus certaine dans ses effets, sans altérer les fonctions organiques. D'ailleurs, elle doit s'aider de médicaments phar-

maceutiques dans le cas où ils sont justement indiqués.

L'emploi de l'hydrothérapie doit-il être préféré
à nos moyens thérapeutiques ordinaires dans le
traitement des maladies aiguës en général? Sans
hésiter, nous répondons, non. Que Priesnitz et ses
adeptes, que plusieurs malades guéris ou soulagés
de maladies anciennes, par l'hydrothérapie, *pro-
clament* la supériorité de cette méthode *dans tous
les cas*, leur erreur est excusable; mais les maladies
aiguës réclament un traitement prompt et actif. Il
ne s'agit pas ici de modifier l'organisme affaibli ou
altéré depuis longtemps; il s'agit de dissiper promptement, subitement les symptômes plus ou moins
alarmants d'une affection quelconque, dont le cours,
plus ou moins rapide, peut aboutir à une terminaison
funeste. L'hydrothérapie ne peut, ne doit pas avoir
la prétention d'opérer cet effet dans une infinité
de cas. Elle ne peut remplacer la saignée, les sangsues, le tartre stibié, l'opium, le sulfate de quinine, les vésicatoires, les sinapismes, et autres
médicaments d'un effet sûr et prompt, impérieuse-
ment indiqués dans le plus grand nombre des
maladies aiguës un peu graves. Si ces maladies
sont légères, des remèdes doux, faciles à adminis-
trer, sont encore à préférer à l'attirail des moyens
hydrothérapiques, qui, pour être utiles, ont besoin
de la présence d'un praticien exercé à les mettre

en œuvre ; car, mal appliqués, ces moyens peuvent être nuisibles plutôt qu'avantageux.

D'un autre côté, dans le traitement de plusieurs maladies aiguës, l'application de quelques procédés aqueux devient un auxiliaire qu'il serait imprudent de négliger ; le médecin sage ne doit pas manquer d'y avoir recours dans les cas de fièvre inflammatoire, de fièvre nerveuse et de plusieurs autres maladies dans lesquelles des symptômes adynamiques ou ataxiques succèdent aux symptômes morbides primitifs. Les affections exanthématiques, la variole, la rougeole, la scarlatine, lorsqu'elles offrent de la gravité, les fièvres typhoïdes, réclament presque toujours l'emploi des moyens réfrigérants, dont l'effet est antiphlogistique et sédatif en même temps.

C'est que les maladies exanthématiques, les fièvres nerveuses, les fièvres intermittentes pernicieuses, la fièvre jaune et les autres typhus, ont des caractères qui leur sont communs, et semblent ne différer que par des symptômes particuliers propres à chacune d'elles. Cela paraît si probable que leurs symptômes généraux fournissent les indications les plus importantes pour leur traitement.

On observe dans chacune d'elles, à des degrés divers, les symptômes généraux suivants : Malaise, lassitude, dégoûts, soif ardente, abbattement, céphalalgie, frissons, peau chaude et sèche, cessation des sécrétions, nausées, vomissements, fièvre intense, pouls irrégulier, météorisme, assoupissement, stupeur, délire. Il semble, dans ces maladies, qu'un génie typhoïde porte le trouble dans toutes les fonctions, et préside à la décomposition des solides et des fluides. Les anciens désignaient cet état par le nom de *Malignité*, et assimilaient, avec quelque raison, la petite vérole *maligne* au typhus appelé *fièvre maligne*.

Employés pendant la période algide, les moyens réfrigérants, judicieusement appliqués, calment la chaleur et l'intensité de la fièvre, régularisent et activent les fonctions nerveuses, facilitent les éruptions exanthématiques, ou amènent une sueur bienfaisante.

CHAPITRE III.

DE L'APPLICATION PRATIQUE DE L'HYDROTHÉRAPIE

AUX MALADIES CHRONIQUES.

L'hydrothérapie n'aura pendant longtemps à s'occuper que du traitement des maladies chroniques. Elles lui offrent, au reste, un vaste champ à cultiver.

La plupart des médecins hydrothérapistes sont cependant persuadés que c'est dans les maladies aiguës que notre méthode curative a obtenu ses plus beaux triomphes. Il y a exagération à ce sujet; il est rare que nous soyons appelés pour le traitement de ces maladies; et dans les établissements hydrothérapiques, les quelques cas d'affections aiguës qui, par hasard, s'y sont manifestés, ont été transformés en maladies graves merveilleusement guéries aussitôt leur apparition (1).

Nous sommes convaincus que les agents thérapeutiques ordinaires sont à préférer à notre méthode de traitement, dans un grand nombre d'affections aiguës qui réclament de suite des moyens actifs et puissants ; que vouloir guérir par l'hydrothérapie le mal de dent et le mal d'aventure, la pneumonie, l'embarras gastrique et les fièvres intermittentes, est une véritable absurdité. Le dentiste et le cataplasme émolient ; la saignée et les révulsifs ordinaires ; le tartre stibié et le sulfate de quinine, feront beaucoup mieux et plus vite que l'emploi de l'eau froide.

Mais nous ne devons pas négliger les moyens aqueux, dans les maladies aiguës et graves qui menacent la vie de ceux qui en sont atteints. Nous ajouterons à nos médicaments l'emploi de l'eau froide, et très froide, dans le traitement

(1) Le docteur Marsden, d'Excester, dans le Dévonshire, étant à Græfenberg pour un catarrhe bronchique, vint un jour me dire qu'il avait appris que Priesnitz traitait un malade affecté d'une pneumonie qui s'était déclarée le matin. Nous nous empressâmes d'aller observer ce fait. Il était trois heures après midi, au commencement de novembre ; le pneumonique était guéri, il avait été se promener.

7.

du tétanos, des fièvres inflammatoires ou nerveuses accompagnées de symptômes d'un mauvais caractère ; dans la péritonite puerpérale; car,
dans ces cas, aucun agent pharmaceutique ne peut
remplacer l'action sédative, résolutive et tonique
de l'eau. Ce que nous avons dit en parlant des fièvres typhoïdes et exanthématiques, l'a prouvé surabondamment. On ne saurait s'égarer en marchant
sur les traces des Zimmermann, des Tissot, des
Wright, des Currie, des Giannini, et de tant d'autres praticiens éclairés.

Après avoir médité sur les principes généraux de
la méthode hydrothérapique et sur les préceptes
qui en découlent, le praticien doit modifier l'emploi de ses procédés selon les cas individuels; car
chez deux personnes atteintes de la même maladie,
l'affection de l'une ne ressemble pas plus à celle
de l'autre, que les traits de leurs visages. Cette
dissemblance qui réclame toute l'attention du médecin, provient de l'état de chaque malade, de son
tempérament, de sa manière de sentir, et d'être
impressionné par le traitement, des phénomènes
critiques ou non qui se manifestent, et qu'on ne
peut déterminer *à priori*.

Nous épargnerons à nos lecteurs, le détail fastidieux de toutes les observations que nous avons recueillies depuis cinq années que nous nous occupons activement du traitement hydrothérapique, et les détails bien plus indigestes encore, de l'application, jour par jour et heure par heure, des procédés de cette méthode sur chaque individu qui y a été soumis.

Dans les observations pratiques que nous rapportons, nous avons choisi les types de divers genres de maladies qui feront suffisamment apprécier les avantages de notre traitement dans des cas analogues.

AFFECTIONS NERVEUSES.

Ces maladies sont si nombreuses et si variées, leurs symptômes sont si incohérents, que l'observateur le plus judicieux se trouve souvent dans l'embarras pour en reconnaître la nature intime, et le praticien le plus exercé éprouve de la perplexité lorsqu'il s'agit de les combattre.

L'engourdissement du petit doigt jusqu'à la paralysie générale des muscles locomoteurs ; le léger mouvement spasmodique de la paupière supérieure jusques aux convulsions de tous les muscles du corps ; la crampe momentanée des jumeaux jusqu'au tétanos général ; les névroses des organes de la respiration et des fonctions digestives, la névralgie du cuir chevelu, de la face, du cou, du gosier, de l'estomac, de l'intestin, de la vessie, de la matrice ; les aberrations du jugement et de la mémoire ; celles des organes des sens ; les pleurs involontaires et les rires immodérés ; la loquacité et la taciturnité ; le besoin irrésistible du mouvement et l'apathie invincible, sont autant de phénomènes nerveux qui se manifestent souvent sans la moindre apparence d'une altération organique, et peuvent disparaître sans laisser de traces de leur existence.

La plupart de ces divers états nerveux peuvent être avantageusement traités par la méthode hydrothérapique.

PARALYSIES.

La paralysie est caractérisée par l'abolition ou la diminution des mouvements musculaires et quelquefois du sentiment, dans une ou plusieurs parties du corps.

Elle est ordinairement la suite d'une altération survenue dans les fonctions cérébrales ou dans les nerfs eux-mêmes. Une commotion morale, la suppression d'une évacuation habituelle, peuvent y donner lieu.

Elle peut être accompagnée d'un état pléthorique ou d'un état lymphatique.

Le traitement hydrothérapique sera ou calmant, ou tonique, ou excitant, ou éliminateur, selon les causes et les symptômes pléthoriques ou atoniques.

Observation première. — Madame B....., âgée de cinquante-huit ans ; tempérament sanguin-lymphatique, a été atteinte, il y a deux ans, d'une apoplexie à la suite d'un refroidissement. [Il lui est resté, de cet accident, de la lenteur et de la faiblesse dans les mouvements musculaires de l'extrémité inférieure gauche, et une paralysie complète du bras du même côté. Persistance de la sensibilité, sensation de fourmillement dans ce bras. La main se tuméfie lorsqu'elle est pendante. Point d'altération dans les traits de la face ; parole facile ; idées très saines.

Traitement hydrothérapique. — Frictions générales avec un linge humide trois fois par jour, et pendant trois jours.

Au quatrième jour, échauffement et légère transpiration dans la couverture de laine, avec la lampe à esprit de vin , la malade étant assise ; compresses mouillées sur la tête. Après ce bain d'air chaud , lotion générale suivie de frictions sèches.

Compresses échauffantes sur les extrémités malades trois fois dans la journée.

Lotion avant de se mettre au lit.

Les jours suivants, demi-bain à 16°, après l'enveloppement. Affusion sur la tête et les épaules;

frictions dans le bain. Frictions sèches au sortir du bain. Réaction prompte.

Douche locale à lance sur les extrémités malades, suivie de frictions à cinq heures.

Douche en poussière tous les deux jours.

Pédiluve et manuluve froids pendant cinq minutes, et fortes frictions à la paume de la main et à la plante du pied avant le coucher (1).

Une légère fièvre se déclare après douze jours de traitement ; elle dure deux jours. Emploi seulement des compresses échauffantes bien mouillées, renouvelées quatre fois par jour. Apparition de nombreux et petits boutons sur l'épaule et le bras paralysé. Reprise et continuation du traitement général.

Quelques mouvements musculaires se manifestent dans le bras. La malade n'est bientôt occupée qu'à le soulever et à remuer les doigts. Après un mois de traitement, elle l'élève à la hauteur de sa tête. Elle essaie de tricoter.

---

(1) Pour réveiller l'action nerveuse dans un membre paralysé, il nous paraît qu'il est plus utile de porter l'excitation sur la terminaison des nerfs, que sur les points de leur origine. Une chaussure trop étroite occasionne la céphalalgie. Un synapisme aux pieds calme le délire. Le chatouillement à la plante des pieds agit d'une manière violente sur le cerveau, et amène des convulsions mortelles. La moindre piqûre de la surface plantaire donne souvent lieu au tétanos.

Au bout d'un mois et demi, madame B.......
se promène, se coiffe et s'habille toute seule.
Elle refuse l'aide de sa femme de chambre. Elle sort
de l'établissement après y être restée deux mois,
très satisfaite de l'amélioration de son état, qui depuis, s'est soutenu.

Observation deuxième. — Madame la baronne de
P. .., âgée de soixante-deux ans, est atteinte d'une
grande faiblesse de l'extrémité inférieure gauche,
par l'effet d'une apoplexie qu'elle a éprouvée il
y a six ans. Tempérament lymphatique-sanguin,
embonpoint remarquable. Caractère très gai. « *Ma
jambe ne me porte pas*, dit-elle, *je la traîne* ». L'appétit est très bon ; toutes les fonctions se font bien.
Cette dame aime beaucoup à s'occuper de médecine,
et à donner des conseils aux malades. Elle a fait
chez elle un peu d'hydrothérapie, et a pris des glo-
bules homœopathiques.

Traitement. — Lotions pendant deux jours. Emmaillottement dans la couverture de laine trois
fois par semaine. Compresses rafraîchissantes sur
la tête. Sudation pendant vingt minutes ; demi-
bain à 16° avec friction, affusions sur la tête ; promenade au bras de sa femme de chambre. La réaction
se fait bien. Deux ou trois verres d'eau avant le déjeuner. Abreybung à midi, précédé et suivi de la
promenade. Douche locale à cinq heures. Frictions

au pied et compresses échauffantes sur l'extrémité malade avant de se mettre au lit.

Après quinze jours de traitement, le grand bain à 12°, puis à 10, et ensuite à 8°, remplace le demi-bain. Douche locale et douche en poussière.

L'extrémité malade acquiert peu à peu plus de force. La démarche devient libre et mieux assurée. Madame de P.... fait le trajet de Neuilly à la barrière de l'Etoile sans secours étranger et sans être trop fatiguée. Elle quitte l'établissement après deux mois et demi de traitement.

Observation troisième. — Les mêmes moyens et soins hydrothérapiques continués pendant deux mois, n'ont pas eu de résultats chez un émiplégique dont la maladie ne datait cependant que d'une année.

PARAPLÉGIE.

Observation quatrième. — M. H...., agriculteur, âgé de cinquante-deux ans, tempérament bilioso-sanguin, d'une bonne constitution, est affecté depuis trois ans d'une très grande faiblesse des extrémités inférieures. Sa démarche est chancelante, il ne peut marcher qu'avec l'appui d'un gros bâton il a besoin d'un aide pour monter et descendre l'escalier. La vessie est paresseuse ; constipation habituelle.

La maladie est survenue après un jour de chasse par un temps pluvieux, et à la suite d'une forte colère. En rentrant à la ferme, M. H.... avait négligé de changer de linge. Les moyens thérapeutiques les plus rationnels avaient été mis en pratique sans beaucoup de succès. Il en était cependant résulté un peu d'amélioration.

Traitement. — Frictions générales avec un linge humide, trois fois par jour, pendant deux jours. Enveloppement humide jusqu'à l'apparition de la sueur ; compresses mouillées sur la tête. Au sortir du maillot, demi-bain, d'abord à la température de 18, puis à 16° à 14, à 10 et à 8°. Frictions et affusions sur la tête dans le bain ; frictions sèches longtemps continuées ; ceinture abdominale ; promenade ; cinq à six verres d'eau entre les repas ; douche en poussière ; deux lavements quotidiens d'un verre d'eau à la température de 7 à 8°. Avant le coucher, pédiluve à 6°, précédé et suivi de fortes frictions sèches à la plante des pieds.

Au vingt-cinquième jour de traitement, le malade éprouva un sentiment de brisure dans les bras, au tronc et aux cuisses ; il eut de l'insomnie et de la fièvre pendant quatre jours. Enveloppement dans le drap mouillé renouvelé trois fois, le deuxième jour de la fièvre, et deux fois les trois jours suivants. Des éruptions vésiculeuses se manifestèrent sur les épaules, le dos et l'abdomen. Il survint un gros furoncle à la fesse droite. Le mouvement fébrile cesse. L'appétit et les forces reviennent. Les urines reprennent leur cours presque normal. Le ventre est libre. Le traitement général est repris. La marche devient de jour en jour plus sûre. Le malade se promène sans aide et sans bâton. Après quatre mois et demi de traitement, il retourne chez lui, enthousiaste de l'hydrothérapie.

Il a établi dans son domaine une douche à pluie, avec un tonneau auquel il a adapté une vaste pomme d'arrosoir. Il prend des bains de siége, et se fait faire des lotions comme moyens prophylactiques.

Il faut être très sobre de la sudation et de l'emploi de la grande douche dans le traitement de la paraplégie. Nous l'avons déjà dit : à la faiblesse musculaire se joint très souvent un état de surexcitation nerveuse facile à se manifester par la moindre cause.

Observation cinqième. — Au mois de juin 1843, M. le ministre R...., affecté d'une paraplégie incomplète, me fit appeler pour lui dire mon avis sur les effets probables de l'hydrothérapie sur sa maladie.

Symptômes. -- Marche chancelante, les pieds rasent le parquet ; l'appui est vacillant ; tout le corps éprouve un certain balancement pendant la marche. Physionomie calme et ouverte ; face légèrement colorée. L'attitude du malade, lorsqu'il est assis, frappe mon attention. Son buste est dans une position verticale. Il n'appuie ni son dos, ni ses reins, ni ses bras sur le grand fauteuil de son bureau, pendant tout le temps que nous causons sur sa maladie. Je doute qu'il y ait altération et surtout ramollissement de la moëlle épinière; cependant plusieurs moxas ont été appliqués sur le rachis. Un savant professeur de Montpellier a conseillé les bains de rivière. Le bien qui en était d'abord résulté ne s'est pas soutenu.

Je pense que l'hydrothérapie peut être appliquée avec avantage ; mais j'observe à M. le ministre, que ce traitement exige de la régularité et du temps ; qu'il est important de ne s'y soumettre qu'avec l'esprit libre de toute préoccupation, de toute affaire d'état et d'administration quelconque, et que ces conditions sont indispensables pour en obtenir un résultat satisfaisant.

Le ministre avait à présenter son budget, et dût-il rester sur la brèche (je rapporte ses expressions), il ne devait pas faire agréer sa démission, avant d'avoir rempli ce devoir. Mais il désirait, en attendant, essayer les procédés hydrothérapiques. Il fut donc convenu que je retournerais chez lui accompagné d'un médecin hydropathe, pour une nouvelle consultation. Je n'avais pas alors d'établissement.

Mon confrère fut d'un avis opposé au mien; il voulut mettre de suite la main à l'œuvre. Son conseil fut cru. Le lendemain matin, on emmaillotta le malade; on le fit suer, on le fit boire, et la belle galerie extérieure de l'hôtel fut un lieu très favorable pour faire la réaction. Trois ou quatre jours après, M. le ministre monta en voiture pour aller prendre une douche à colonne; il ne s'en trouva pas mal. Le lendemain, une nouvelle douche fut assez bien supportée; mais, au troisième jour, la douche fut suivie d'une agitation si violente, que le malade, en rentrant à l'hôtel, se mit au lit. Son médecin ordinaire fut mandé pour calmer cette surexcitation qui avait alarmé le malade et sa famille. On pense bien qu'il ne fut plus question d'hydrothérapie.

Quelques jours après, ayant été voir le ministre, il m'apprit sa mésaventure, et me dit qu'il irait aux bains des Pyrénées. Je rencontrai M. R... à Montpellier au mois de novembre suivant. Son état était à peu près le même. Il m'écrivit l'année d'après, qu'il allait aux bains de Balaruc. A la fin d'octobre de cette même année, je vis M. R... à l'Institut; sa démarche me parut mieux assurée. Le temps, les eaux, la tranquillité de l'esprit, sont entrés pour beaucoup dans cette amélioration. Sans doute qu'on a réap-

pliqué les moxas ou des cautères, et il est probable que le médecin a attribué à ces exutoires
l'amendement de l'état de M. R....

Observation sixième. — Le fait suivant, que j'ai
rapporté dans ma première brochure sur l'Hydrothérapie, mérite d'être cité. Ce fait date de trente-
cinq ans.

Un enfant, né avec une belle organisation, issu
de parents sains et robustes, ayant deux frères et
une sœur fortement constitués, avait joui, jusqu'à
l'âge de quatorze ans, d'une bonne santé. Il était
très grand pour son âge et bien proportionné. Par
des causes qu'il serait trop long de relater, il devint maigre et chancelant sur ses jambes. L'épine
dorsale se courba, les côtes et le sternum se sou-
levèrent en haut et en avant. A cette double gibbo-
sité se joignit bientôt la paralysie complète des
extrémités inférieures. Notre gibbeux ne pouvait
leur imprimer le plus petit mouvement, même lorsqu'il était assis ou alongé. Il remplissait les fonctions de secrétaire de la mairie de la ville où je
suis né. Etant venu passer quelques jours chez moi,
j'étais alors étudiant, je lui conseillai, en présence
du maire, d'essayer les bains entiers d'eau froide.
Le maire, homme très instruit, et doué d'un grand
jugement, approuva mon conseil, et se chargea
d'obtenir le consentement de la mère du jeune

homme. C'était en été. On remplit d'eau, tirée d'un puits très profond, la pile où l'on abreuvait les chevaux ; on y plaça le petit bossu ; ses dents claquaient sous l'impression du froid. L'immersion dura une minute ; le lendemain, elle fut d'une minute et demie ; les jours suivants, de deux minutes. Après chaque bain, l'impotent était reporté dans son lit ; on le séchait, on le frictionnait, et on le couvrait convenablement.

Après le troisième bain, des fourmillements se firent sentir aux pieds et aux jambes ; des mouvements musculaires se manifestèrent ensuite aux extrémités malades. Notre paraplégique essaya de se tenir debout et de marcher dans sa chambre sans ses béquilles. Après le douzième bain, il prit son élan et sortit seul de chez lui, très étonné et très satisfait de marcher comme tout le monde. Il a vécu plus de vingt ans après avoir recouvré l'usage de ses jambes. Il jouait au billard et aux boules avec beaucoup de dextérité.

AFFAIBLISSEMENT GÉNÉRAL DE L'INERVATION ET DES FONCTIONS ORGANIQUES.

Observation septième. — M. ......, tempérament sanguin nerveux, constitution primitive sèche et robuste, livré à un commerce actif qui exige de fréquents voyages à cheval, a joui jusqu'à soixante ans d'une santé robuste. A cette époque, il eut le malheur de faire la connaissance d'une paysanne dégourdie. Ses facultés cérébrales et ses forces physiques déclinèrent rapidement. Les reproches des membres de sa famille augmentèrent son état de faiblesse; il devint triste, taciturne, et n'osait plus sortir de chez lui. L'appétit a diminué; les fonctions digestives se font mal; le sommeil est agité par des songes de toute nature. Le médecin qui me l'adressa soupçonnait un ramollissement du cerveau. Point de symptômes de paralysie, point de contractions irrégulières dans les mouvements musculaires.

Traitement. — Frictions trois fois par jour et pendant deux jours avec un linge mouillé. Promenades; cinq à six verres d'eau fraîche à boire dans la journée hors des repas. Emmaillottement humide, le quatrième jour, pendant une heure; bains entiers à 16°; le malade y fait deux ou trois plongeons. Frictions au sortir du bain. La réaction se fait promptement. A neuf heures, déjeuner. Le malade répond d'une manière assez pittoresque aux questions qu'on lui adresse sur la sensation qu'il a éprouvée du drap mouillé et du bain. A midi et demi, abreybung; promenade. A six heures, bain de pluie. Frictions humides à dix heures du soir avant de se mettre au lit.

Les jours suivants, bain de siége à 8°, qui remplace à midi l'abreybung. Le grand bain est descendu graduellement et journellement jusqu'à la température de 8°. Grande douche et immersion dans la grande piscine, trois fois par semaine. Travaux manuels ; promenade et jeu de billard. Le malade aime beaucoup aussi le jeu qu'on appelle à Paris du *tonneau* ; il y montre une grande justesse dans le coup d'œil et beaucoup d'adresse à jeter le palet, petit disque de métal, car il enfile très souvent le grand numéro ; ce qui me prouve que le cerveau jouit de toute son intégrité.

L'appétit est revenu ; les digestions se font bien. Les facultés morales et les forces musculaires ont repris leur énergie normale.

Le malade sort de l'établissement un mois et demi après y être entré.

Observation huitième. — M. B.,.., homme de lettres, plein d'esprit et viveur aimable, quittant volontiers la plume pour le vin, les ris et les belles, se voit, à son grand regret, à l'âge de cinquante-cinq ans, obligé d'interrompre ses travaux littéraires et de ne plus se livrer à des délassements qui ont rendu sa vie d'artiste très agréable.

M. B... est d'une stature replette, il a la tête grosse et le cou court. Son teint est pâle, sa peau offre peu de vitalité, les chairs sont molles, tout son corps paraît bouffi. Il vit pendant l'été à la campagne avec une jeune femme. Sa mémoire lui fait défaut ; ses idées ne sont plus ni aussi claires, ni aussi vives ; il ne peut plus écrire. Il éprouve de temps en temps des éblouissements qui le forcent à s'arrêter lorsqu'il marche ; il ressent parfois de l'engourdissement dans le bras droit.

Le traitement tonique, semblable à celui de l'observation précédente, lui est appliqué, moins la grande douche et l'immersion dans la grande piscine.

Deux mois et demi après, M. B... reprend ses travaux littéraires. Je lui conseille fortement de ne les suspendre journellement que pour se promener.

AFFECTIONS CONVULSIVES.

DANSE DE SAINT-GUY

La danse de Saint-Guy, ou la chorée, est une affection caractérisée par des mouvements désordonnés et convulsifs des muscles dans diverses parties et quelquefois dans toutes les parties du corps. Les enfants, et surtout les jeunes filles de l'âge de dix à quatorze ans, y sont le plus exposés. Cette affection est ordinairement accompagnée d'un état de faiblesse des systèmes nerveux et musculaire. Aussi les bains froids sont les moyens les plus efficaces pour sa guérison.

Observation neuvième. — Mlle M. L... a eu, à l'âge de treize ans, une croissance très rapide. Bientôt après elle éprouva de la faiblesse dans l'extrémité inférieure gauche, qui fut suivie de mouvements ir-réguliers et involontaires dans cette partie. Le bras du même côté et les autres parties du corps furent ensuite et successivement envahies par des mouve-ments convulsifs tels, que la mère de la malade était souvent obligée de la faire manger et boire. Tous les muscles de la face se contractaient aussi dans un désordre inexprimable. La seule présence d'une personne qui lui était inconnue empêchait la jeune fille d'articuler un mot et augmentait le trou-ble de ses mouvements. L'appétit est capricieux. Les remèdes dont elle avait fait usage n'avaient pro-duit aucun effet. On espérait que l'air de la campa-gne et le développement de la puberté ferait cesser la maladie. Tel était l'état de Mlle L... lorsque je fus appelé pour la voir. Elle était pâle, maigre, élan-cée, et malgré sa taille, on lui aurait donné douze ans. Elle en avait quinze. Sa peau est brune, ses cheveux très noirs. Mme L... est venue habiter la campagne et donner tous ses soins à cet enfant. Elle n'y reçoit que ses amis intimes.

Traitement hydrothérapique. — Une serviette est

trempée dans de l'eau à la température de l'air, nous étions au 18 mai; elle est légèrement exprimée et appliquée successivement sur les bras, la région du dos et des lombes, de la poitrine, de l'abdomen et des extrémités inférieures. Mme L... et sa femme de chambre frottent toutes ces parties non avec la serviette, mais sur la serviette bien appliquée sur la peau, avec une pression assez considérable, non de bas en haut et de haut en bas, mais dans la direction du corps vers les extrémités, à la manière du docteur Mayo. Cette pression agit non seulement sur la peau, mais aussi sur les muscles, et favorise la circulation. Cette opération est renouvelée trois fois le premier et le second jour du traitement. Une lotion avec l'éponge avant de se mettre au lit.

Le troisième jour, enveloppement dans le drap mouillé pendant une heure; bain à la température de 15°, avec affusion sur la tête; deux abreybungs dans le jour; à dix heures du soir, lotion. Cinq à six verres d'eau dans la journée.. Promenade dans le jardin. La température du bain est réduite progressivement jusqu'à 8°.

La malade ne tarde pas à éprouver une amélioration notable dans son état. L'appétit devient très vif.

La douche à pluie, avec l'appareil de Chevalier, remplace un des deux abreybungs.

Dans moins de quinze jours, les forces de la malade ont doublé. Les spasmes musculaires ont diminué d'une manière sensible. Mlle L..., par sa volonté, suspend ses mouvements, tantôt à un bras, tantôt à un autre. Elle arrose ses fleurs en portant un petit arrosoir de chaque main, dans un trajet assez long. La tension des bras que nécessite cet exercice devient très salutaire ; de jour en jour la marche s'affermit et se régularise.

Après trois mois de traitement, il ne reste à la malade qu'une petite grimace dans les commissures des lèvres, que dissipe bientôt la lecture à haute voix faite à plusieurs reprises dans la journée. Les lotions et la douche quotidiennes sont continuées jusqu'au mois de septembre.

Mlle L.... acquiert de l'embonpoint et une fraîcheur remarquable. Elle est aujourd'hui une très belle personne.

AFFECTIONS RHUMATISMALES ET GOUTTEUSES.

Le rhumatisme et la goutte, qui sont l'opprobre de la médecine ordinaire, ont fait la gloire de l'hydrohérapie. Cette méthode de traitement ne guérit pas toujours ces maladies ; mais ses effets sont constants pour arrêter et prévenir les douleurs, sans craindre que la cessation ou la disparition des symptômes morbides soient suivis d'accidents funestes.

Ces deux maladies offrent tant d'analogie qu'on peut et qu'on doit même les considérer comme deux variétés de la même affection.

La goutte a principalement son siége dans les pieds et les mains, c'est-à-dire dans les petites ar ticulations. Les grandes articulations n'en sont pas cependant exemptes.

Le rhumatisme attaque les muscles, les tissus fibreux, les grosses articulations, et souvent aussi, les petites qu'il déforme.

Telle est la ressemblance de ces deux affections que leur diagnostic est souvent difficile. Pour se tirer d'embarras, on a reconnu une goutte rhumatismale et un rhumatisme goutteux, selon la prédominence des symptômes arthritiques ou rhumatismaux.

Le pronostic de la goutte est à peu près le même que celui du rhumatisme. Seulement la goutte paraît offrir plus fréquemment ce qu'on appelle des métastases sur les organes internes.

Le rhumatisme se termine souvent par les sueurs, par les urines, par des abcès à la peau, ou dans l'interstice des muscles; la goutte, par des dépôts de matières calcaires, par des ulcérations et des caries aux articulations affectées.

Leurs attaques sont ordinairement et irrégulière-

ment périodiques. Elles se manifestent inopiné-
ment par les causes les plus diverses ou souvent
inapréciables. Le froid, le chaud, la sécheresse,
l'humidité, certains vents, le repos et l'exercice
trop prolongés, le moindre écart dans le régime,
une émotion un peu vive, donnent lieu à la manifestation des symptômes morbides.

La multiplicité et la variété de ces causes occa-
sionnelles prouvent bien évidemment que la cause
prochaine de ces maladiess réside dans l'altération
des fonctions nerveuses. Certains rhumatisants annoncent même d'avance le changement de temps
qui va survenir.

L'influence du système nerveux sur les symptômes arthritiques et rhumatiques est si évidente
que ces symptômes se déplacent instantanément ou
disparaissent souvent sans laisser la moindre trace de
leur apparition.

Ces affections sont enfin si semblables qu'elles se
jettent sur le cuir chevelu, les muscles du larynx
et du pharynx, sur les muscles intercostaux, sur le
cœur, le diaphragme, l'estomac, les intestins, la
vessie, les crémasters, et déterminent sur ces organes
des spasmes plus ou moins violents, qui compro-
mettent le sort du malade, si la fonction de l'organe affecté ne peut-être suspendue sans danger
pour la vie.

La goutte et le rhumatisme sont tantôt aigus,

tantôt chroniques ; tantôt inflammatoires, et tantôt atoniques, avec ou sans tuméfaction des parties souffrantes. Dans ce dernier cas, ces maladies sont purement et essentiellement nerveuses.

L'indication hydrothérapeutique à remplir dérive nécessairement de ces divers modes pathologiques.

RHUMATISME AIGU.

Observation dixième. — Madame G..., âgée de quarante-huit ans, tempérament sanguin – nerveux, d'une bonne constitution, avait éprouvé de temps à autre, depuis cinq à six ans, des douleurs de rhumatisme aux épaules, aux lombes, à l'articulation ilio fémorale et aux genoux.

Au mois de novembre 1845, elle fut saisie d'une fièvre rhumatismale intense. Tout le corps était douloureux, mais principalement le genou et les malléoles de l'extrémité droite, où la malade ressentait des déchirements atroces. Elle était depuis trois ours dans cet état, en poussant des cris presque continuels. Une saignée générale, des bains tièdes, des sangsues, des cataplasmes, des médicaments opiacés à l'intérieur et en topiques, avaient été de nul effet. Son médecin, M. V..., vint chez moi pour se reposer, et me faire part de la peine qu'il éprouvait de l'inefficacité de ses soins, et me demanda si l'hydrothérapie pourrait combattre l'acuité de cette affection, et calmer les cris de la malade qui le désespérait.

Nous nous rendons auprès d'elle. Le pouls est fréquent et dur, la peau sèche et brûlante, la face animée ; les yeux sont saillants. Les articulations souffrantes ne sont que très légèrement tuméfiées, sans changement de couleur à leur surface. La malade pousse de temps en temps des cris aigus. Il lui semble que des chiens lui rongent le genou.

Un lit est préparé à côté de celui de la malade ; on y étend une converture de laine et par-dessus un drap mouillé, que nous avons exprimé avec mon confrère. On coupe la chemise de madame G... avec des ciseaux, pour lui éviter des mouvements douloureux ; on la place sur le drap mouillé, dont on la recouvre ; nous nous approchons, et je termine l'emmaillottement avec deux couvertures de laine.

La vive impression causée par le drap humide fut bientôt dissipée. Dans moins de dix minutes, madame G... semble respirer plus à l'aise, et ses plaintes ne sont pas aussi pénibles. Un quart-d'heure après, emploi d'un nouveau drap mouillé préparé d'avance sur le lit de la malade. Peu à peu l'irritation générale se calme, moins celle du genou. En trois heures de temps, la malade fut emmaillotée cinq fois de la même manière ; mon confrère et moi nous nous relayons pour rester auprès d'elle. Pendant le cinquième enveloppement, la détente s'opère et la sueur commence à se manifester; on ouvre l'une des croisées de la chambre, et on fait boire à la malade, chaque dix minutes, une demi-verrée d'eau fraîche; la sueur coule abondamment sur le visage et sur toutes les parties du corps pendant deux heures; les couvertures et le matelas en sont imbibés. On apporte un grand baquet, on le remplit à moitié d'eau à la température de 18°, on pratique une affusion avec une éponge, on essuie la malade qui se remet dans son lit, souffrant encore un peu de son genou sur lequel j'applique des compresses nouvelles et peu exprimées.

Nous revenons trois heures après, Madame G.... nous voit entrer avec un sentiment visible de contentement; elle ne souffre presque plus. Les compresses du genou et des malléoles sont renouvelées; je conseille un bouillon froid bien dégraissé. Nous nous retirons, espérant une nuit de repos dont avait bien besoin la malade, les gardes et le médecin aussi.

Le lendemain matin, à huit heures, mon confrère vint m'annoncer, tout joyeux, que madame G... avait dormi six heures de suite sans se réveiller, qu'on lui avait donné à boire de l'orangeade, renouvelé les compresses, et qu'elle s'était endormie de nouveau.

Nous fûmes la voir, elle semblait étonnée de ne plus souffrir; autre emmaillotement humide. Au bout d'une heure et demie la sueur se manifesta. Après une heure de sudation, lotion comme la veille et compresse sur le genou et les maléoles. Potages clairs de semoule et de vermicelle pour toute nourriture ; lavement à 20°, dans la journée.

Ce traitement fut encore continué pendant trois jours, après lesquels madame G... ne paraissait pas avoir été malade.

RHUMATISME CHRONIQUE.

Observation onzième. — M. L...., âgé de vingt-huit ans, affecté depuis quatre à cinq ans de douleurs rhumastimales, vient d'en éprouver une attaque qui l'a cloué trois mois dans son lit et qui lui a laissé les genoux tuméfiés et douloureux ; la marche est pénible ; le malade s'appuie sur une canne. Il vient se soumettre à l'hydrothérapie.

Le malade est maigre, fluet ; teint pâle et brun ; les traits expriment de la souffrance. L'appétit est modéré ; le ventre paresseux.

Traitement. — Lotion pendant trois jours et trois fois par jour ; compresses aux genoux, emmaillottement les jours suivants dans les couvertures. La sueur se manifeste au bout d'une heure ; elle est assez abondante. Après trois quarts d'heure de sudation, demi-bain et friction avec l'eau du bain, à 19, à 14, à 12, 10 et 8°, et progressivement.

Douche à pluie, à cinq heures après midi. Frictions aqueuses avant de se mettre au lit, compresses sur les genoux; dix verres d'eau à boire chaque jour pendant les promenades.

Au vingtième jour du traitement, léger mouvement fébrile; une éruption miliaire se manifeste aux genoux qui deviennent très douloureux. Enveloppement humide et compresses calmantes pendant deux jours. Le malade marche péniblement; il est inquiet de ces symptômes, qui me paraissent d'un très bon augure; je l'assure que dans quinze jours il dansera : ce fut vrai. L'appétit devint très bon; les fonctions digestives se rétablirent complètement; le teint du malade s'éclaircit, il acquit de la force et de l'embonpoint. Il prit la grande douche. Au bout de deux mois de traitement il fut obligé de rentrer au bureau, où il travaillait, dans un état très satisfaisant de santé.

Observation douzième. — M. B....., âgé de cinquant-cinq ans, habitant un joli petit château à Neuilly, où il passe tous les étés, vint un jour à l'établissement pour se faire doucher un genou dont l'engorgement et le défaut de mouvements articulaires le forçaient à marcher avec des béquilles depuis plus de dix-huit mois.

Ce genou était tuméfié et dur; la peau en était luisante et sèche. Il était enveloppé d'un emplâtre mercuriel recouvert par une genouillière très forte qui le comprimait. En faisant fléchir la jambe sur la cuisse on n'obtenait qu'un mouvement très peu sensible. La jambe était relevée en arrière et formait avec la cuisse un angle d'environ 75°. La pointe du pied ne pouvait toucher le sol lorsque le malade était debout.

Cette affection articulaire était survenue peu à peu à la suite d'une pression de l'articulation contre un corps très dur, sur lequel M. B... avait appuyé le genou pour se donner plus de force en voulant dévisser un écrou qui était rouillé. Deux ou trois jours après, il éprouva dans le genou de la douleur qui alla en augmentant et fut suivie d'un engorgement considérable, du retrait de la jambe et de l'impossibilité de marcher.

La tuméfaction était dure rénitente, sans douleur; on l'avait traitée par des sangsues, des cataplasmes émolients; puis avec de la teinture de croton-tiglium, de la pommade iodurée, et enfin, avec de l'onguent mercuriel. M. B... avait cru s'être fait une entorse. Je lui observai que la douleur de l'entorse était instantanée et que la tuméfaction la suivait de très près. Après quelques questions de ma part, M. B..... me dit que dans le temps il avait éprouvé des douleurs vagues aux lombes, aux cuisses et à l'articulation de la jambe avec le pied. Il était donc probable qu'un principe rhumatismal était venu se fixer sur le genou malade à la suite de la pression qu'il avait éprouvée; que, dans tous les cas, la douche d'eau froide ne pouvait convenir pour dissiper la raideur de l'articulation. Je l'engageai à écrire à son médecin de venir le voir, et que nous aviserions à employer les moyens hydrothérapiques les plus propres à le préparer à l'emploi de la douche, qui, dans le moment, serait plutôt nuisible qu'avantageux.

Ce conseil fut suivi; une consultation eut lieu, et M. B..... fut soumis au traitement suivant :

Emmaillottement dans les couvertures de laine; sudation pendant une heure; demi-bain à la température de 16°; frictions générales avec ablutions sur la tête et les épaules. Compresses mouillées recouvertes de linges secs sur le genou, renouvelées plusieurs fois dans la journée; bains de siége.

Au bout de huit jours les bains entiers furent réduits à la température de 10° après l'emmaillottement; frictions avec la main mouillée sur la cuisse, le genou et la jambe, avant le renouvellement des compresses. Un grand nombre de petits boutons apparaissent sur l'extrémité malade; ils se dessèchent et tombent par exquamation.

L'engorgement du genou acquiert de la souplesse, la peau n'est plus tendue, les mouvements articulaires deviennent plus libres. Dans une vingtaine de jours, les béquilles sont remplacées par une canne; j'insiste beaucoup pour que le malade ne marche pas trop tôt sans ses béquilles.

Emploi deux fois par jour de la douche locale avec la pomme d'arrosoir.

Dans moins d'un mois et demi la jambe a repris sa position normale et M. B.... marche sans appui. Au retour de mon voyage d'Allemagne, il ne restait plus de vestige d'engorgement ni de gêne dans les mouvements de l'articulation.

RHUMATISME NERVEUX.

Observation treizième. — Cette forme de rhumatisme est la plus longue et la plus difficile à guérir.

M. G....., négociant de Paris, est affecté depuis plusieurs années de douleurs rhumatismales lancinantes, tantôt sur un point, tantôt sur un autre, mais principalement aux cuisses et aux jambes. Point de symptômes extérieurs de cette maladie, ni la moindre rougeur, ni la moindre tuméfaction ne se manifestent pendant des mois entiers que durent les accès névralgiques. Il semble au malade que des courants électriques sillonnent et déchirent sous la peau les parties douloureuses.

Tous les antispasmodiques, tous les calmants avaient été proposés et essayés en vain. En 1844, il s'est soumis à l'hydrothérapie dans une établissement spécial où il est resté deux mois. Il en a éprouvé un peu de soulagement; il a continué chez lui à prendre des bains froids même pendant l'hiver.

Au printemps de 1846, ayant su que je formais un établissement hydrothérapique, il m'écrivit qu'il voulait être mon premier malade. Il vint à la fin de mai.

La sudation journalière dans les couvertures de laine; les bains entiers à la température de 7 à 8°. Les lotions, les bains de siége, la douche en poussière, la grande douche, un bon régime, la promenade, furent successivement pratiqués. De temps en temps néanmoins, les douleurs rhumatismales, quoique de courte durée, se faisaient sentir. Il n'y eut pas de crises. Le malade ne pouvait pas supporter l'enveloppement humide qui paraissait bien indiqué d'après la nature de sa maladie et son tempérament sanguin. Les compresses locales et calmantes devenaient nulles par la mobilité des symptômes douloureux.

Au mois d'août, il y avait une amélioration manifeste; le malade s'absenta huit jours pour aller chasser dans la terre de son frère aux environs de Versailles. Il était en chasse depuis le matin jusqu'au soir sans ressentir ni douleur, ni fatigue. Nous fûmes heureux de le voir revenir si dispos. Trois jours après, les douleurs reparurent. Elles n'étaient pas continues; mais le malade en éprouvait de dures atteintes plusieurs fois dans le jour et principalement la nuit. Le drap mouillé eût été utile; mais M. G... s'y refusa constamment. J'ai toujours eu du regret de n'avoir pas insisté plus fortement sur son emploi, le malade aurait fini par s'y habituer. Je pense qu'il en aurait éprouvé plus vite du soulagement que de l'enveloppement sec. Les douleurs se calmèrent, mais la maladie n'était pas guérie. Après trois mois de traitement M. G.... rentra chez lui, où il fait, de temps à autre, des ablutions ou prend des bains froids et son mal en patience, ainsi que le conseille Sydenham.

RHUMATISME NERVEUX
accompagné d'asthme et de digestions pénibles.

Observation quatorzième. — M. D........, âgé de soixante - treize ans, ancien médecin militaire, aujourd'hui médecin d'hôpital dans une ville de province, arriva, au mois de juin 1845, à l'établissement de Longchamps, et me dit en entrant : « Je viens essayer, mon confrère, si vous pouvez allonger ma vie de deux ou trois ans. J'ai fait de l'hydropathie chez moi; mais je me suis vite aperçu que ce traitement exigeait de la régularité et de la pratique. Le docteur D......., mon ami, que j'ai été voir en arrivant à Paris, m'a dit de m'adresser à vous. »

Ce vieillard, à allures franches et rondes, souffrait depuis plusieurs années d'un rhumatisme vague; il avait des accès d'asthme assez fréquent; ses digestions étaient pénibles , quoiqu'il mangeât d'assez bon appétit. Il était faible et ne pouvait marcher un quart d'heure sans être obligé de s'asseoir. Sa vie avait été très active. Il avait vu les Pyramides , et avait assisté à l'incendie de Moscou.

Tempérament sec et bilieux, teint jaunâtre, peau terreuse. Démangeaisons aux cuisses et aux jambes qui le tourmentent principalement la nuit, flatuosités intestinales, respiration courte.

Traitement. — Trois frictions avec un linge humide pendant deux jours; ceinture abdominale. Un bain de siége à 20, puis à 15°, remplace la friction de midi. Ensuite emmaillotement sec le matin jusqu'à l'arrivée de la sueur; demi-bain à 15° au sortir du maillot; bain de siége de 15 minutes au milieu du jour; douche en poussière d'une minute, chaque deux jours, à cinq heures du soir. Friction humide avant de se mettre au lit. Cinq à six verres d'eau fraîche pour la journée pendant les promenades.

Régime. — Chocolat et pruneaux au déjeuner. Dîner ordinaire ; vin trempé. Le soir, pruneaux, un peu de viande froide.

Les forces reviennent, les fonctions de l'estomac et du canal intestinal s'améliorent rapidement. De temps en temps cependant, la digestion est difficile et même pénible ; c'est lorsque M. B..... n'a pu se retenir de manger de la pâtisserie dont il est très friand.

Après un mois et demi d'un traitement aussi simple, M. D...... peut marcher pendant deux heures sans se fatiguer. Le malade se croit assez de puissance vitale pour demander un bain entier après l'enveloppement, je m'y oppose. Mais un jour que j'étais sorti à bonne heure, et , sur l'instigation d'un autre malade, il se fait préparer un grand bain à la température de 7°, et s'y plonge en sortant du maillot. En rentrant deux ou trois heures après, je trouve M. D..... au-devant de la cheminée du salon, la tête, dans le feu. Nous étions au mois d'août ; il avait froid, la réaction n'avait pu se faire.

Je le fais de suite monter à sa chambre et frictionner fortement avec un linge un peu humide par deux baigneurs ; il est mis au lit et on le recouvre bien. Demi-heure après toute sensation de froid avait disparu. Il fut ensuite frictionné de la même manière en sortant du lit, et alla se promener. Il ne lui prit plus l'envie de prendre un grand bain froid.

Après trois mois de traitement, le docteur D... retourna chez lui en bon état de santé et beaucoup plus fort qu'il ne l'était quinze ans auparavant. Son teint s'était éclairci, la peau était devenu souple, la respiration aisée, et les disgestions n'étaient plus pénibles. Il allait à pied de Neuilly à la rue de Joubert à Paris, sans éprouver de la fatigue.

Observation quinzième. — Un autre rhumatisant a vu ses douleurs disparaître, ses fonctions digestives se rétablir et sa vue s'améliorer tellement, qu'après le traitement il a repris des lunettes qu'il avait mises de côté depuis plus de dix ans, parce qu'alors elles étaient devenues trop faibles.

GOUTTE.

Oberservation seizième. — M. C....., âgé de trente-deux ans, a été atteint de la goutte à l'âge de vingt-trois. Sa démarche est pénible, il s'appuie sur une canne à corbin. Tuméfaction à l'articulation du gros orteil des pieds. Tous les orteils sont dirigés de dedans en dehors et ont la forme de deux petites ailes. Une nodosité à la pointe du calcaneum au pied droit. Peu d'embonpoint ; joues légèrement colorées, peau fine et sans beaucop de vitalité. Les fonctions digestives se font bien.

Traitement complet. — Emmaillotement, sudation abondante pendant une heure et demi chaque jour ; bain entier à 8° ; frictions ; compresses échauffantes aux pieds ; pédiluve à eau courante ; douche en poussière, puis grande douche. Réaction en ramant sur la rivière, exercice auquel le malade est très adroit, et qu'il aime passionnément; il est toujours prêt à promener les malades en bateau. Quelques furoncles se montrent çà et là sur la surface du corps. Les engorgements articulaires, la nodosité du talon diminuent progressivement de volume. Les doigts des pieds restent et resteront toujours dans la position qu'ils ont prises depuis longtemps. Néanmoins, M. C.... peut porter des bottes qu'il n'avait pu mettre depuis six ans; il va à pied faire journellement plusieurs visites, et deux mois après être sorti de l'établissement, où il a passé toute la belle saison de 1845, il a été nommé inspecteur d'une grande ligne de chemin de fer.

Le traitement hydro-hérapique est sans contredit le plus propre à combattre les affections goutteuses. Il est impossible qu'il puisse guérir complètement tous ceux qui en sont atteints, mais tous en éprouvent une amélioration plus ou moins grande. Les goutteux, avec ce traitement bien dirigé, n'ont plus à craindre les attaques si formidables et si douloureuses de ces affections. Il n'arrive jamais de ces gouttes rentrées, remontées, comme on dit, dans la poitrine et dans l'estomac, qui mettent si souvent la vie des arthritiques en danger (1).

(1) Barthez, dans son *Traité des Maladies Goutteuses*,

Observation dix-septième.. — Le fait le plus beau de guérison, ou du moins d'une grande amélioration de la maladie qui nous occupe, est celui relatif au docteur Mayo, célèbre chirurgien de Londres, affecté depuis sept ans d'un rhumatisme goutteux qui avait envahi successivement et rendu complétement immobiles toutes les articulations depuis les pieds jusqu'à la tête. Son corps était devenu une statue vivante. Il avait conservé seulement la faculté d'être mis sur son céant. Les soins médicaux qu'on lui avait prodigués, les eaux de Bade n'avaient pu arrêter la marche de sa cruelle maladie. L'opium seul pris intérieurement assoupissait ses douleurs. Il était d'une maigreur et d'une faiblesse extrêmes, désirant que la mort vînt mettre un terme à ses souffrances.

Le docteur sir James Clark et le docteur Swayne, qui avaient suivi le traitement hydropathique, conseillèrent à M. Mayo d'aller en Allemagne essayer de ce traitement. M. Mayo se fit transporter par eau à Boppart, où il arriva au mois d'août

rapporte l'exemple d'un de ses amis, qui, vivement tourmenté de la goutte, appliqua de la thériaque sur les orteils affectés. Ce topique arrêta les douleurs soudainement; mais le malade ne tarda pas à être assailli par une suffocation si véhémente, qu'il aurait infailliblement succombé si on n'eût rappelé la goutte aux pieds par des attractifs énergiques.

1842. C'est là où j'eus le plaisir de le rencontrer et de faire sa connaissance, au mois de décembre 1845. A cette époque, sa tête, son cou, ses épaules, ses bras, ses mains et ses doigts, avaient repris leurs mouvements. M. Mayo pouvait se tenir debout et faire seulement quelques pas dans sa chambre, ses douleurs avaient disparu. Il avait formé depuis peu, pour lui et pour quelques amis, un petit établissement hydrothérapique auprès de Boppart, où j'ai eu la soirée la plus agréable de toutes celles que j'ai passées en Allemagne.

M. Mayo a écrit un traité d'hydrothérapie extrêmement remarquable par les vues saines et rationelles qu'il renferme sur l'application pratique des divers procédés de cette méthode. L'auteur a vu, par expérience, que plus on veut activer le traitement hydrothérapique et plus l'on retarde la guérison au lieu de l'avancer. Tout ce qu'il dit sur les effets des bains, de la sueur, de l'exercice, sur les crises et le régime alimentaire, est de la plus exacte vérité (1).

Observation dix huitième. — Pendant mon séjour

(1) The cold-water cure, its use and misuse examined. By Herbert Mayo. M. D. F. A. S. Formely Surgeon of Middlesex hospital, London, etc., etc. London, Henry Renshaw 356. Strand, 1845.

à Græfenberg, je reçus une lettre de lord L......, logé à Freiwaldau, qui me priait d'aller le voir. Il était soigné depuis deux ans et demi par Priesnitz, pour une goutte qui, depuis plus de vingt ans, avait attaqué les articulations des orteils, du coude-pied et des genoux. Le malade ne pouvait pas marcher; il faisait de fréquentes promenades à cheval.

En faisant mouvoir les articulations tibio-tarsiennes et celles du genou, on entendait un craquement causé par les aspérités osseuses qui s'étaient développées sur les surfaces articulaires. Le malade me demanda s'il guérirait complétement. Ma réponse fut négative. Elle parut le surprendre et lui déplaire, tant sa foi était grande en l'hydropathie et en Priesnitz. Il comptait suivre encore la cure d'eau pendant un an et demi. « Il faut, lui dis-je, milord, vous contenter d'avoir obtenu le possible. Vous ne souffrez plus, et vous devez avoir beaucoup souffert; vous ne redoutez plus les douleurs déchirantes de vos anciennes attaques. Je vois à votre bonne mine, que vous mangez bien, digérez bien et dormez bien; rendez grâce à Dieu et à l'hydrothérapie.

Au printemps suivant, lord L.... quitta la Silésie pour venir à paris.

GASTRALGIE, ENTÉRALGIE, HYSTÉRIE, HYPOCHONDRIE.

Les névroses de l'estomac, de l'intestin et de la matrice, portent une atteinte si profonde aux fonctions digestives et à la sensibilité générale, que les forces organiques et le moral des personnes qui en sont affectées ne tardent pas à subir leur influence fâcheuse.

Malheureusement, ces affections, quoique très communes, sont souvent méconnues dans leur principe, et plus souvent encore mal traitées. Cependant leurs symptômes variables, anormaux, incohérents et multiformes, annoncent leur nature, et l'observateur attentif ne les confond pas avec les lésions anatomiques de l'organe où elles ont principalement établi leur siége.

Leur marche est irrégulière, leurs symptômes douloureux sont intermittents ; ils se manifestent dans toutes les parties. Crampes d'estomac, accompagées d'une douleur lancinante, tensive ou gravative ; coliques intestinales, vives et déchirantes, arrachant des cris à l'homme le plus courageux, qui cherche en vain toutes les positions pour s'y soustraire. Ballonnement du ventre, borborygmes, Irradiations douloureuses à la tête, qui semble comprimée comme dans un étau. Odontalgie vive sans la moindre carie aux dents, qui paraissent être comme ramollies, comme cotonneuses. Spasmes violents du gosier; éructations; sensation de compression, d'étouffement dans la poitrine; palpitation ou douleur aiguë dans la région du cœur; spasmes et convulsions des muscles locomoteurs; syncopes; perte de sentiment, etc.

Le caractère des personnes affectées de ces névroses devient triste, inquiet, morose, méfiant et irrésolu. Ces malades passent avec rapidité de l'espoir à la crainte, et de la confiance la plus illimitée au découragement le plus complet. Ils pleurent et se lamentent sans motif. Toujours occupés de leurs maux, ils en parlent au premier venu. Ils s'enquièrent de tous les remèdes, de tous les moyens de guérison, de tous les médecins, et de tous les donneurs de drogues. Ils ont toutes les maladies. C'est cependant à tort qu'on leur a donné le nom de malades imaginaires.

Le médecin qui se charge de leur traitement doit s'armer de patience, de douceur et de fermeté; ces qualités seront souvent mises à l'épreuve.

La longueur du traitement sera en raison de l'ancienneté de la maladie et de l'altération des fonctions. On ne peut la guérir qu'en modifiant peu à peu tout l'organisme. Les remèdes pharmaceutiques, dont l'effet est toujours borné, ne sont pas applicables à ce genre d'affection. Le changement d'habitude, un

régime approprié, l'habitation à la campagne,
l'éloignement de toute préoccupation de l'esprit,
un travail, une occupation, un exercice quelconque, offrant un but d'activité utile ou agréable,
sont indispensables pour arriver à un résultat satisfaisant. Le traitement hydrothérapique renferme
les éléments les plus propres à combattre ces affections.

Observation dix-neuvième. — Madame de B.....,
âgée de trente-trois ans, tempérament bilioso-
nerveux, est affectée depuis dix ans d'une gastralgie
avec vomissement de matières liquides et quelquefois de sang qui s'échappe sans effort. La pression
sur la région épigastrique n'occasionne aucune douleur à la malade. Constipation habituelle; règles
parfois peu abondantes et irrégulières, sans aucun
symptôme particulier de l'état de l'utérus. Pesanteur
à l'épigastre, douleur à l'estomac trois ou quatre
heures après avoir mangé; alors, abattement profond; pirosis de temps à autre. Céphalalgie continuelle et souvent très forte. La malade ne peut faire
ni entendre de la musique, ni fréquenter les spec-
tacles; depuis longtemps elle ne peut plus aller en
soirée. Quelquefois elle éprouve le besoin de changer constamment de place, et quelquefois il y a
chez elle apathie et assombrissement; point de
symptômes d'étouffement, point de boule hystéri-

que. Cependant Mme de B.... a éprouvé , à plusieurs reprises, des attaques nerveuses pendant lesquelles elle était privée de sentiment. Son embonpoint a beaucoup diminué depuis cinq à six ans. Aujour-d'hui elle n'est ni grasse ni maigre. Caractère égal, tranquille; mais lorsqu'elle est seule , et quelque-fois même en compagnie , sa physionomie exprime une peine morale profonde.

Mme de B...... a voyagé en vain pour se distraire. Elle a été infructueusement à plusieurs bains d'eaux minérales.

Traitement hydrothérapique. — Deux lotions et deux bains de siége quotidiens pendant huit jours. Les jours suivants, enveloppement humide pen-dant une heure, suivi d'un demi-bain à 15°, et ensuite à 12°. Continuation des lotions et bains de siége ; ceinture abdominale. Enveloppement sec que la malade supporte très bien ; compresse froide sur la tête ; bain entier d'abord à 12°, puis à 10°, puis à 8°, après la sudation d'une demi-heure. bain de siége à courant continu ; douche à pluie chaque jour. Plusieurs verres d'eau fraîche pendant les promenades.

Régime alimentaire. — A déjeuner, œuf à la co-que, lait froid et cru, pruneaux. A dîner, pas de potage ; bouilli, volaille ou veau rôti ; figues sèches , raisin sec, ou fraises pour dessert. A souper, lait froid et pruneaux.

Exercice. — Mme de B .... a très souvent la ratissoire à la main; joue au volant; va se promener en bateau et s'exerce quelquefois à ramer. La distraction lui est favorable.

A la troisième semaine du traitement, une éruption vésiculeuse se manifeste sur les bras, aux épaules et autour de l'abdomen. L'appétit et la digestion s'améliorent ; les vomissements deviennent plus rares de jour en jour.

Après deux mois de traitement, pendant lesquels il y a eu des alternatives de malaise et de bien-être, ce qui arrive à presque tous ceux soumis à la curation hydrothérapique, Mme de B..... touche du piano, fait danser les autres malades, et fait une walse de temps à autre sans éprouver le malaise et le mal de tête que lui avait causé cet exercice le premier jour qu'elle voulut en essayer.

Au troisième mois de la cure hydrothérapique, l'amélioration de la santé de Mme B....... est manifeste pour tout le monde ; l'appétit est bon, les digestions faciles, les fonctions intestinales régulières, les menstrues normales.

Mme de B..... va souvent à Passy pour voir son fils à sa pension, ou chez elle près des Champs-Elysées, et en revient à pied sans éprouver de la fatigue ; elle quitte l'établissement.

Elle nous vient voir plusieurs fois, satisfaite de l'état de sa santé.

Observation vingtième. — Madame H...., âgée de quarante-six ans, est affectée, depuis vingt-deux ans, d'une *gastro-entéralgie* qui a porté le trouble dans toutes les fonctions. Les forces physiques et morales sont abattues.

La voix de la malade se fait à peine entendre. Faiblesse des mouvements musculaires. Appétit presque nul et bizarre. Madame H...., est sans cesse occupée à chercher le genre de biscuit, de pain ou de mets qu'elle puisese digérer. Aussitôt qu'elle a pris un peu d'une nourriture quelconque, l'estomac se gonfle, le ventre se balonne, et pour dissiper l'état d'anxiété qu'elle éprouve, la malade va en omnibus jusqu'à la place de la Bastille, et en revient de la même manière jusqu'à la rue de la Paix, où elle demeure.

Les intestins ne fonctionnent qu'à l'aide de lavements. Accès nerveux de temps en temps dans lesquels la malade jette des cris aigus. Sensation d'une forte compression à la tête. Tintement d'oreilles; bouche sèche; spasmes du gosier; éructations longues et bruyantes; aphonie complète pendant plusieurs heures; douleurs erratiques sur diverses parties du corps. La langue et les gencives sont blanches comme du papier. La peau est sèche. Sensation habituelle de froid. Au mois de juillet, Mme H... porte des caleçons et des camisoles de laine très épaisses, qu'elle a fait fabriquer pour elle.

Inquiétude de l'esprit; tristesse; divagation des idées au sujet de sa maladie. Narration longue de ses maux et des traitements divers qu'elle a subis. Abus des saignées et des sangsues dans les premières années de son mal.

Rien n'indique que l'organe utérin participe aux symptômes morbides.

Madame H...... entre le 5 juillet à l'établissement de Neuilly, où son médecin l'accompagne. La commode de sa chambre est bientôt couverte de fioles de toute sorte : éther, eau de fleur d'oranger, eau de mélisse, etc. Elle apporte une ordonnance dans laquelle entre le bismuth, quelle désire prendre. Je ne m'y opposai pas, sachant combien il est besoin, dès le début, de gagner la confiance de la malade, pour tacher, si cela devient possible, d'améliorer son état par l'hydrothérapie. L'état de madame H... offre peu d'espoir de succès.

Traitement. — Lait d'ânesse, matin et soir, pendant trois mois. Aliments, ceux que la malade désire, pris froids; mais sa principale et médiocre nourriture consiste dans des biscottes de Bruxelles trempées dans du lait; encore a-t-elle besoin de boire un peu d'eau glacée pour digérer. Des lavements légèrement tièdes, puis frais, amènent journellement des évacuations muqueuses, blanchâtres, écumeuses ou vermiformes.

La malade est promenée dans le parc plusieurs

fois le jour, par sa femme de chambre, dans une petite voiture.

Le traitement mixte modéré est ici bien indiqué. Lotion du matin en sortant du lit, à midi et le soir; ceinture humide; bain de siége. Après une quinzaine de jours, emmaillottement sec jusqu'à la sudation quand la malade peut le supporter. Demi-bain au sortir de l'enveloppement; deux ou trois aspersions sur la tête, avec un arrosoir, pendant le demi-bain.

Plus tard, emploi du bain de siége à courant continu; il calme les douleurs de tête et dissipe l'aphonie. Douche à pluie sur les cinq heures.

La malade se fait appliquer tous les jours, et à plusieurs reprises, des linges mouillés sur la tête, les épaules, les bras et les talons, où elle ressent parfois de vives douleurs.

De très petits boutons rouges et nombreux, précédés d'une vive cuisson, se manifestent au cou, aux épaules et aux bras.

Après deux mois de traitement, les personnes qui viennent voir madame H.... sont surprises du changement favorable qui s'est opéré en elle. Elle mange du riz de veau, une côtelette sans en être incommodée. Elle a quitté ses hardes de laine; elle fait à pied d'assez longues promenades.

Cependant, une contrariété, la moindre émotion suffisent pour renouveler les accès nerveux qui sont devenus moins longs et moins violents, mais qui nous tiennent toujours en alerte. Le plus petit bruit, une porte fermée avec vitesse, font tressaillir la malade.

Au mois d'octobre, après mon départ pour Græfenberg, elle retourna chez elle.

Madame H.... passa l'hiver de 1845 à se lotionner et s'appliquer des linges mouillés. Son mari désira consulter M. le professeur C..., qui approuva ce traitement.

Notre malade rentra au château de Longchamps, à la fin de février, pour le continuer.

L'amélioration de son état fait des progrès si rapides, que dans le mois de juin, madame H... paraît à peine malade. Elle a bon appétit, et ses digestions s'exécutent sans le moindre trouble ; elle n'est plus sensible à la température froide de l'air. Les forces et l'embonpoint ont remplacé la faiblesse et la maigreur. Les symptômes nerveux ont complétement disparu. La guérison allait être consolidée lorsque des revers de fortune et la mort de son mari portent à notre malade une atteinte bien fâcheuse.

Madame H.... a, de nouveau, repris son traitement, et tout nous fait espérer qu'il aura cette fois une heureuse terminaison.

Observation vingt-unième. — Je fus consulté, à Græfenberg, par une dame hollandaise affectée d'ar-

cès histériques. Elle est âgée de trente ans ; tempérament nerveux ; constitution sèche ; maigreur. Elle
se mit à pleurer à chaudes larmes aussitôt que
je fus assis ; elle était dans un grand état d'irritation. « Si je reste plus longtemps ici, disait-elle,
il m'arrivera une catastrophe. » Je lui donnai le
temps de se calmer ; sa demoiselle de compagnie
me raconta le traitement qu'on faisait subir à la
malade.

Nous étions au 10 novembre. A cinq heures du
matin, enveloppement humide pendant une heure.
En sortant de l'enveloppement, un bain à 16° pendant quinze minutes ; immédiatement après, un
bain à 6° pendant dix minutes. Après les vingt-
cinq minutes de bains, la malade était frictionnée,
séchée, et allait se promener. Bain de siége de demi-
heure à 6° avant le dîner ; douche vers quatre
heures, abreybung le soir. La réaction était toujours incomplete ; cette dame avait toujours froid ;
sa figure et tout son corps semblaient constamment
contractés ; il y avait chez elle une irritation cérébrale manifeste.

Je trouvai ce traitement un peu trop énergique
pour elle. Mon avis fut : que le sommeil de la
malade devait être respecté le matin ; qu'aussitôt
après être réveillée, on lui ferait seulement une
lotion avec un linge mouillé, suivie d'une promenade ou d'un exercice propre à développer ou à

entretenir la réaction ; un bain de siége avant le dîner, à 16 ou 18°, précédé et suivi d'un exercice quelconque. Pas de douche, qui l'irritait au lieu de la calmer; abreybung ou lotion le soir. Ce traitement devait être suivi pendant un mois; on le modifierait ensuite s'il y avait lieu.

Je priai cette dame de faire connaître mon avis à Priesnitz, et de ne le suivre que d'après son consentement, en lui faisant remarquer que j'étais venu à Græfenberg pour observer, et non pour donner des conseils; qu'étant commensal de Priesnitz, il ne m'appartenait pas de m'immiscer dans le traitement de ses malades.

Dès le même soir, Priesnitz vint la voir, lui dit qu'elle avait eu tort de ne l'avoir pas instruit de son état, et qu'il fallait exécuter ma prescription (1).

____

(1.) Priesnitz ne va voir ses malades, dans leurs chambres, que dans le cas d'épiphomènes graves qui surviennent pendant le traitement. Dans ces circonstances, il ne les quitte pas; aidé d'un ou de deux aides, il les lotionne, les frictionne dans le demi-bain, les immerge dans un bain entier, ou leur applique des abreybungs en grand nombre. Il est d'une constance et d'un sang-froid imperturbables, quoiqu'il ignore souvent la nature et la cause de l'accident morbide.

Hors ces cas exceptionnels, Priesnitz ne parle à ses malades qu'à l'heure des repas. Ceux qui ont quelques

Parmi les maladies aiguës susceptibles d'être traitées par l'eau froide, nous avons compris les affections nerveuses. Les névroses aiguës de l'estomac rentrent dans le domaine de l'hydrothérapie. C'est surtout dans ces maladies où le froid est souvent et heureusement prescrit.

Observation vingt-deuxième. — Mon frère fut atteint presque subitement d'une névrose gastrique bien douloureuse et bien alarmante, qui, dans trois jours, le mit à deux doigts du tombeau. Voici le cas : après avoir fait la lecture à haute voix dans une société, pendant plus d'une heure, il fut atteint d'une névrose à l'estomac, avec une douleur violente accompagnée de spasmes dans le gosier, d'une anxiété et d'une agitation extrêmes. Pendant trois jours consécutifs, et sans un instant de repos, il éprouva ce malaise, cet état angoissant qui précède le vomissement. Deux de ses amis, le professeur Dunal, qui se trouvait sur les lieux, et le médecin Anglas, lui donnèrent alternativement leurs

observations à lui communiquer vont s'asseoir près de lui pendant qu'il dîne à la table commune. En présence des convives qui sont à ses côtés, le malade, quel que soit son sexe et la nature de sa maladie, expose à Priesnitz sa situation et les effets du traitement. Priesnitz dit de continuer, ou modifie les procédés qu'il avait ordonnés.

soins assidus la nuit et le jour. Nous étions au mois de juillet.

Les sangsues à l'épigastre, les bains tièdes, les frictions, les anti-spasmodiques de toute sorte n'opérèrent aucun soulagement. Les symptômes nerveux ayant paru montrer de l'exacerbation pendant deux jours, vers le soir, on lui administra les préparations de quinquina sans plus de succès. On m'écrivit le lendemain, et je partis de suite. Je trouvai le malade dans l'état le plus fâcheux. La figure était contractée, les traits défaits, les yeux hagards, fixes, secs et enflammés. Son état d'angoisse était si intolérable que, quoique jouissant de toutes ses facultés intellectuelles, le malade, si on ne l'avait attentivement surveillé, se serait élancé contre le mur, la tête la première. Il demandait ou plutôt il faisait signe qu'on lui donnât un instrument pour se tuer. On voulut lui faire prendre, en ma présence, une cuillerée de bouillon de veau; à peine le liquide était arrivé au gosier, qu'il le rejeta violemment, et des convulsions et des symptômes d'étouffement se manifestèrent. Jamais je n'ai tant souffert, jamais je n'ai vu un état aussi déplorable.

Informé de tout ce qui avait été tenté, je conseillai l'emploi de la glace. Un exprès à cheval partit ventre à terre pour la ville voisine, et en apporta. Je présentai au malade un morceau de glace de la grosseur d'une noisette : il l'avala avec difficulté. Deux minutes après, un morceau semblable ; le malade en désira aussitôt un troisième. Malgré la peine profonde que j'éprouvais de son état si malheureux, et mon impatience de le voir cesser, je ne me hâtai pas. Six morceaux de glace furent successivement avalés ; les douleurs s'apaisèrent comme par enchantement ; après le septième morceau, le calme fut complet, et le malade s'endormit d'un sommeil paisible.

Je mis de la glace pilée dans une vessie, que j'appliquai sur l'épigastre, sans que le sommeil en fût troublé. Au bout d'un quart-d'heure, j'enlevai doucement ce sachet ; je fus étonné et atterré de voir la partie où il avait été appliqué, blanche comme du papier, et sèche comme du parchemin. Le docteur Dunal partagea ma surprise et ma crainte. Le sommeil du malade était toujours calme et profond. Quelques minutes après, une rougeur écarlate avait succédé à la pâleur morte de l'épigastre. Le sommeil fut de plus d'une heure. A son réveil, les yeux de notre bon ami exprimèrent sa reconnaissance et son bonheur. Des boissons froides, des gelées de fruits le rendirent à une santé complète en cinq à six jours (1).

(1) Cette observation date de plus de vingt ans. Mon frère, qui en est le sujet, est atteint d'un sciatique origi-

NÉVRALGIE FACIALE.

Observation vingt-troisième. — Madame de N.....
était affectée, depuis deux ans et demi, d'une névralgie maxillaire dont les attaques étaient si vives,
les douleurs si exacerbantes, que sa constitution,
quoique forte et belle, ne put y résister. Cette dame,
âgée de trente-deux ans, et d'une fraîcheur remarquable avant sa maladie, était devenue faible,
maigre, et paraissait avoir beaucoup vieilli dans cet
espace de temps. Ses dents, quoique très belles, la
faisaient souffrir horriblement. Lorsqu'elle serrait
les mâchoires l'une contre l'autre, il lui semblait
qu'une couche de coton était interposée entre les
arcades dentaires. Elle craignait tellement l'impression de l'air et du froid à la tête, quelle portait
un bonnet ouaté sous son chapeau.

nelle qui rend sa marche très pénible. J'ai aussi beaucoup
souffert de cette affection et d'une gastralgie très douloureuse. Aujourd'hui, je fais quatre à cinq lieues à pied sans
ressentir ni douleur, ni fatigue, et ne sens plus mon estomac.

J'ai remarqué que presque tous les gastralgiques sont,
ou ont été affectés de douleurs rhumatismales erratiques.

L'ouvrage le plus complet et le plus instructif sur les
névropathies des organes digestifs, est celui de M. le doc-
deur Barras. Ce médecin philosophe a bien mérité de la
science et de l'humanité.

Les saignées, les sangsues, les vésicatoires, les frictions, les pilules de Méglin, les bains de mer, l'homœopathie, avaient été mis en usage sans succès.

Elle entra à l'établissement hydrosudopathique de Neuilly au mois de juin 1846. Après avoir été préparée au traitement par des lotions trois fois par jour, elle fut soumise à l'emmaillottement sec, sua pendant une heure, et fut immergée dans de l'eau d'abord à 15°, et les jours suivants, à 12, 10 et 8°. Bain de siége à pluie avant midi; douche en poussière à cinq heures du soir et un bain de siége dans sa chambre avant de se mettre au lit.

Huit jours ne s'étaient pas écoulés que Mme N... allait nu-tête; et, après un mois de traitement, elle allait à la rivière prendre des bains. Quelques jours lui suffirent pour apprendre à nager.

Ses forces, son embonpoint, sa fraîcheur revinrent aussitôt que les douleurs névralgiques ne se firent plus sentir, et dans une soirée que nous donnâmes à la fin de juillet, madame de N.... était une des plus aimables et des plus belles danseuses de la réunion.

Les affections nerveuses, lorsqu'elles sont hydiopathiques, offrent cela de remarquable que leur convalescence n'est pas ordinairement d'une longue durée; mais comme elles proviennent d'une altération des fonctions nerveuses, dont nous ne connaissons ni la nature, ni la cause, ces affections sont sujettes à récidiver, surtout si nous n'avons pas apporté une modification profonde dans le système nerveux, par un traitement prolongé. Quoi qu'il en soit, il est certain que l'emploi de l'eau froide a été reconnu de tout temps comme le moyen le plus propre à leur guérison.

FIÉVRE INTERMITTENTE QUOTIDIENNE.

Observation vingt-quatrième. — Madame P...., qui passe la belle saison à Neuilly, me fit appeler, l'été dernier, d'après le conseil de **M. H.**, son médecin, pour lui donner des soins hydrothérapiques. Cette dame, depuis environ dix ans, est sujette, depuis la fin de mars jusqu'au mois de novembre, à trois accès de fièvre tous les jours. Ces accès ne sont pas accompagnés de frissons. Lorsque trois heures du matin arrivent, Mme L... éprouve des pandiculations, des tiraillements dans les membres, de la céphalalgie, et bientôt il se manifeste une chaleur intolérable accompagnée de sueurs abondantes. La durée de l'accès est d'une heure et demie. Jusqu'à cinq heures, état de calme. Cette demi-heure passée, un nouvel accès, semblable au précédent, assaillit la malade jusqu'à six heures et demie. Une intermittence de repos précède le troisième accès, qui dure jusqu'à neuf heures. Madame P... reste ensuite comme étourdie pendant la plus grande partie du jour; il lui est même impossible d'écrire la plus petite lettre.

Elle jouit néanmoins d'un très grand appétit, et ses digestions s'opèrent à merveille; on ne dirait pas, à la voir, qu'elle soit malade. Si ce n'était son embonpoint, on ne lui donnerait pas vingt-cinq ans, tant elle a de fraîcheur dans la figure. Beaucoup de jeunes demoiselles doivent souvent lui envier son teint.

Le docteur H. a jugé, avec raison, la nature nerveuse de la maladie, et pour ce motif il a conseillé à sa cliente d'essayer de l'hydrothérapie.

Le traitement commence le même soir par une lotion avec une éponge avant de se mettre au lit; une autre lotion est pratiquée à deux heures du matin. Les accès ont moins d'intensité, la journée se passe sans l'accablement ordinaire.

Je conseille à madame P... de faire mettre dans sa chambre une baignoire remplie d'eau, et de prendre un bain froid de deux à trois minutes à deux heures du matin, c'est-à-dire une heure avant celle où le premier accès se déclare. Ce bain devra être suivi de frictions dans un drap sec.

Madame P... ne craint pas de se soumettre à cette épreuve. Le lendemain matin à six heures, M. P.... entre dans la chambre de sa femme, et, à sa grande surprise, il la voit dormant d'un sommeil paisible ; les trois accès ne se manifestent pas. Je vais voir la malade, et je la trouve à déjeuner dans la plus grande satisfaction. Elle va se promener l'après-midi, et à cinq heures elle vient à l'établissement prendre une douche en poussière.

Ce traitement fut continué pendant quinze jours, après lesquels madame P... vint se loger dans l'établissement pour y compléter le traitement et la cure de sa maladie. Elle y a resté un mois : rien de remarquable ne s'est manifesté, si ce n'est deux ou trois petits furoncles qui ont suppuré.

Le docteur H. avait conseillé à madame P... de venir faire encore de l'hydrothérapie un peu avant l'époque annuelle où les accès se manifestaient. Elle n'a pas paru ; c'est une preuve sans doute que les accès ne se sont pas reproduits.

Il est à remarquer que, tout en conservant son appétit, madame P....... a diminué d'embonpoint sous l'influence du traitement hydrothérapique, quoique nous n'eussions pas visé à ce but par l'alimentation, les sudations et l'exercice convenables pour opérer cet effet.

Observation vingt-cinquième. — Le professeur Lallemand nous a raconté, ces jours derniers, qu'ayant été consulté, il y a quelques années, par un monsieur arrivé en France depuis quelque temps, et pour des accès de fièvre qu'aucune médication n'avait pu guérir, il avait conseillé au fébricitant les affusions d'eau froide en sortant du lit, une heure avant l'arrivée de l'accès. Ce malade avait été, par ce simple moyen, délivré de sa fièvre intermittente dans trois à quatre jours.

AFFECTIONS BILIEUSES.

Observation vingt-sixième. — M. R..., quarante-trois ans, fut atteint, en 1852, du choléra asiatique; le reliquat de cette maladie fut un engorgement du foie et de la vésicule biliaire. *État du malade* : teint bilieux ; affaiblissement ; digestions pénibles ; douleurs dans la région du foie. Cet état s'était amélioré par l'effet des prescriptions thérapeutiques d'un praticien distingué de Paris ; mais la chronicité du mal et la persistance des douleurs firent prendre au malade la résolution d'aller à Græfenberg ; son médecin l'approuva.

Huit mois du traitement hydrothérapique chez Priesnitz ont produit un grand amendement ; cependant il reste encore de l'embarras dans la région du foie, et une bande jaunâtre sur la gouttière occulo-nasale des deux côtés de la face.

M. R... quitte Græfenberg et arrive à l'établissement hydrothérapique de Longchamps au mois de mars 1846. Il est soumis à l'emmaillottement

sec et à la sudation d'une heure, trois fois par semaine, procédé qu'on avait négligé à Græfenberg.
Les sueurs sont visqueuses, épaisses et répandent
une odeur très forte. On entretient la sudation par
plusieurs verres d'eau ; bain entier au sortir de
l'emmaillottement, et friction ; ceinture abdominale ;
bain de siége à midi ; douche flexible à pluie inconnue à Græfenberg , dirigée sur la région du foie,
que le malade frictionne en même temps ; cette
séance est terminée par la grande douche ou la
douche à pluie sur toute la surface du corps. Le
soir, avant de se coucher, lotion ou un bain de
siége ; dix à douze verres d'eau pour la journée, entre
les repas.

Les trois autres jours de la semaine , emmaillottement humide sans sudation, et les autres opérations semblables à celles décrites.

Plusieurs furoncles se manifestent sur diverses
parties du corps pendant le traitement.

Le teint de M. R... s'éclaircit et se colore ; il ne
reste bientôt plus ni engorgement biliaire, ni douleurs subséquentes. Après un séjour de quatre mois
à Longchamps, M. R... retourne chez lui dans un
état de santé parfaite.

Observation vingt-septième. — M. de P..., trente-
deux ans, d'une constitution caractérisée par une
prédominence muqueuse, quoique d'un tempéra-

ment bilieux ; il a la fibre molle et craint beaucoup
le froid ; il est souvent enrhumé. Son teint est pâle
avec le fond un peu jaune. Depuis deux ans, il
désire faire de l'hydrothérapie, mais il craint de
s'y soumettre ; il s'y décide enfin, et arrive à l'établissement de Longchamps au mois de juin 1845.

Traitement. — Frictions préparatoires pendant
deux jours ; ensuite emmaillottement sec et sudation. La sueur devient tellement abondante qu'on
est obligé de mettre une toile cirée entre le matelas
et les couvertures d'enveloppement. Bain après la
sudation, abaissé journellement et graduellement
de 15 à 7°.

Autant M. de P... redoutait l'eau froide avant le
traitement, autant il se montre courageux à supporter son action à une basse température ; il va
même jusqu'à se faire transporter tout emmaillotté
à la grande piscine, dont la circonférence est de dix
mètres et la profondeur d'un mètre et demi.

Dans l'après-midi, il passe immédiatement de
l'une à l'autre douche ; il faut le retenir et l'empêcher qu'il ne fasse une application outrée de nos
procédés. Il ne manque pas une seule des opérations qui lui sont prescrites, .encore il va se livrer
à la natation deux et trois fois la semaine.

Il a très bon appétit et répare les pertes occasionnées par la sudation et l'exercice. « Je me fais,
dit-il, un sang nouveau, une vigueur nouvelle. »

Il a raison ; de pâle et faible qu'il était, son teint est devenu blanc et coloré, et son tempérament a acquis de la force. Il a écrit sur la porte de sa chambre · « *Ce qui rafraichit rajeunit ; ce qui échauffe vieillit.* »

AFFECTIONS CATARRHALES.

Les affections catarrhales ont leur siége dans les membranes muqueuses. Ces affections ont reçu le nom de phlegmasies lorsqu'elles sont inflammatoires. Dans celles-ci, lorsqu'elles sont aiguës, le flux catarrhal n'est qu'un symptôme et un symptôme heureux ; nous n'avons pas à nous en occuper. Les autres sont des catarrhes chroniques. Le flux muqueux, qui en est le principal symptôme, constitue souvent la maladie, et ne coexiste avec aucun phénomène inflammatoire. L'hydrothérapie est dans ce cas d'un avantage incontestable.

CATHARRHE BRONCHIQUE.

Observation vingt-hutième. —M. L..., âgé de trente-deux ans, tempérament lymphatique sanguin, est affecté depuis deux ans d'un catarrhe bronchique, avec des variations dans la toux et l'expectoration. Il est maigre ; les joues sont creuses et légèrement colorées ; sa voix est naturellement faible. Il tousse presque continuellement.

M. L... est venu plusieurs fois à l'établissement
voir son beau-père, qui y est malade, et se décide
à son tour à suivre le traitement. La baronne de
P..., dont nous avons parlé, me dit très sérieuse-
ment à l'oreille : « Mais vous n'allez pas recevoir
ce monsieur ? il est poitrinaire. » Je réponds à la
baronne que ce malade, entré le dernier, sortira,
peut-être, le premier parfaitement guéri.

Traitement. — Procédés préparatoires pendant
deux jours. Ensuite, emmaillottement sec, sudation
de demi-heure; trois jours après, d'une heure.
Bain à 15, le lendemain à 13, et graduellement
ensuite, jusqu'à 7°. Après chaque réaction, le malade dit qu'il sent sa poitrine se dilater, que sa respiration devient plus facile de jour en jour. Il
prend, dans la journée, un bain de siége, la douche
à pluie, et on lui fait une lotion le soir. Il scie du
bois ou ratisse les allées trois à quatre fois par
jour.

Quinze jours après y être entré, il sort de l'établissement débarrassé de son catarrhe traité infructueusement pendant deux ans, par des tisanes, des
électuaires et des vésicatoires aux bras.

J'ai rencontré M. L...., il y a huit jours; j'ai eu
de la peine à le reconnaître tant il a changé à son
avantage.

Observation vingt-neuvième. — M. H. L..., âgé de

vingt-six ans, tempérament nerveux, mais faible, débilité surtout par la vie d'artiste, dont il a vécu de bonne heure, après avoir éprouvé une ou deux maladies accidentelles, pour lesquelles il a eu recours au docteur R......, se sent la poitrine très faible, et va passer deux ans sous le doux ciel de l'Italie.

A son retour, il vient nous voir : ce n'est plus le jeune homme vif et enjoué d'il y a trois ou quatre ans. Il est maigre, défait; il tousse, il est triste. Sa tristesse est d'autant plus grande qu'il a perdu trois frères, morts phthisiques à l'âge de dix-huit à vingt ans.

M. H. L... me dit qu'il ira consulter M. R... — Vous ferez de l'hydrothérapie, et tout de suite; vous n'avez pas besoin de remèdes.

Dès le lendemain, il est soumis au même traitement que celui de M. L..., qui fait le sujet de l'observation précédente. La sudation se manifeste bientôt chez lui; elle est journellement très abondante; mais l'appétit croît à proportion, et le malade, loin de s'affaiblir, voit ses forces renaître, pour ainsi dire, à vue d'œil.

Après trois mois de traitement, les personnes qui le voient pour la première fois ne veulent pas croire qu'il ait été réellement malade.

DIARRHÉE CHRONIQUE.

Observation trentième. — En lisant certains ouvrages sur l'hydrothérapie, on est porté à croire que ce traitement doit triompher facilement de la diarrhée chronique. Il n'en est pas toujours ainsi, et l'observation suivante en est une preuve.

M. de L..... est, depuis deux ou trois ans, affecté de cette maladie pour laquelle les moyens thérapeutiques les plus rationnels ont été employés sans succès, ou n'ont amené que des améliorations passagères.

Le malade est maigre et pâle ; la peau a peu de vitalité ; faiblesse générale. Les évacuations alvines sont liquides, jaunâtres et fréquentes. Le toucher n'indique ni douleur, ni engorgement dans la cavité abdominale.

Que le flux diarrhéique provienne d'une inflammation superficielle et chronique de la membrane muqueuse intestinale, ou d'une secrétion muqueuse augmentée, ou de la secrétion des organes glanduleux, dont les conduits aboutissent aux intestins, nous espérions que le traitement hydrothérapique rétablirait l'ordre dans les fonctions de ces organes. Notre espoir a été trompé.

Les lotions et frictions, ceux de nos procédés les plus énergiques d'activer les propriétés vitales de la peau ; l'emmaillottement, la sudation, le bain de siége, la douche en poussière, la grande douche, ont été employés successivement pendant quatre mois. Il en est résulté une amélioration notable dans l'ensemble de l'organisation ; le malade a acquis plus de vitalité ; la nutrition s'est mieux faite, puisque le malade a pris plus d'embonpoint, mais la diarrhée a toujours persisté. A deux ou trois reprises nous avions cru à un grand amendement ; les selles étaient moins fréquentes et les garde-robes moulées. Ce mieux ne s'est pas soutenu.

Nous avions ajouté au traitement hydrothérapique du bouillon d'escargots pendant un mois ; des potages au potiron ; plus tard, de la tisanne d'écorce de grenade.

Nous avons obtenu de l'amélioration dans l'état général du malade ; mais son affection est restée la même, ou à peu près.

Si les moyens thérapeutiques dont M. de L..... fera dorénavant usage étaient inefficaces, peut-être conviendrait-il d'essayer de nouveau les procédés hydriatriques.

LEUCORRHÉE.

Observation trente-unième. — La leucorrhée, vulgairement perte blanche, si commune dans les grandes villes, imprime, sur la figure des personnes qui en sont affectées, un cachet tout particulier ; pâleur de la face, yeux cernés, visage tiré. Langueur de l'habitude extérieure du corps ; peau molle et sèche ; douleur obscure dans les lombes, les hanches et les cuisses ; fatigue au moindre exercice. Inappétence ou dépravation de l'appétit ; digestions difficiles ; caractère inquiet, triste, inconstant, impatient ou apathique.

Madame B....., âgée de vingt-cinq ans, tempérament lymphatique nerveux, mariée à dix-sept ans, fit une fausse couche une année après son mariage. Depuis cette époque, sa santé a été languissante, et la leucorrhée s'est déclarée. Le séjour de la campagne, pendant la belle saison, lui était favorable ; mais après l'hiver, et à la suite de soirées que l'on ne peut éviter, que l'on recherche même dans la haute société, elle retombait dans son état leucorrhéique. Les eaux minérales sulfureuses et ferrugineuses qu'elle avait fréquentées n'avaient produit chez elle qu'une amélioration de courte durée ; son estomac en avait même souffert.

Je vis cette dame à sa campagne, au commencement de juin 1846. Elle se résolut à suivre le traitement hydrothérapique.

Traitement. — Trois lotions et frictions, et un bain de siége pendant huit jours. Ensuite, emmaillottement sec que le mari ou la femme de chambre exécutèrent très bien. Sudation de demi-heure, et plus tard d'une heure. Bain à 15° le premier jour. Sa température est diminuée chaque jour d'un à 2° jusqu'à celle de 8°. Continuation des frictions et du bain de siége abaissé graduellement jusqu'à 6°. Promenade à pied pour la réaction, et à cheval dans le milieu du jour, même en plein soleil ; se coucher et se lever à bonne heure, et se livrer modérément à un exercice quelconque.

M. B..... fit établir une douche au fond d'un jardin, dont l'application devint pour la malade la partie la plus agréable du traitement.

L'appétit, la digestion et toutes les fonctions organiques, sous l'influence du traitement et du régime, prirent vite de l'activité. Au mois de septembre, l'état de Mme B.... avait éprouvé une transformation complète.

M. B... m'écrivit, le 4 novembre : « Mon bon docteur, notre santé est parfaite, et nous nous croyons enceinte ; tracez-nous, s'il vous plaît, notre ligne de conduite à ce sujet ; faites mieux en venant nous voir. » Je répondis à M. B... : « La nouvelle que vous me donnez m'a fait le plus grand plaisir ; le régime à suivre par Mme B.... est celui d'une fermière aisée qui ne fait pas de travaux fatigants.

« J'exhorte de nouveau Mme B.... à passer l'hiver à la campagne. »

OPHTALMIE CHRONIQUE.

Cette affection, qui paraît locale, est presque tou‑
jours liée à une diathèse particulière propre à certains
tempéraments remarquables par un état de faiblesse
générale, ou sujets aux scrofules, aux dartres, etc.
Elle a pour symptômes constants une rougeur sen‑
sible et un léger gonflement de la conjonctive au
bord libre et à la face interne des paupières; la fai‑
blesse de la vue, un larmoiement presque continuel.
L'individu qui en est affecté ne peut pas soutenir
longtemps un travail qui occupe ses yeux. La mar‑
che de cette maladie est très inégale; très souvent
et sans cause excitante, elle passe de l'état chroni‑
que à un état aigu des plus douloureux. Les yeux
se tuméfient et se congestionnent avec rapidité. Ces
symptômes sont souvent accompagnés de phéno‑
mènes nerveux évidents. La douleur est beaucoup
plus violente que paraît ne le comporter la tumé‑
faction inflammatoire. L'application des sangsue‑
n'apporte, dans cette circonstance, aucun soulage‑
ment. Ce mouvement fluxionnaire, si on ne l'ar‑
rête dès le début, est quelquefois fort long à se dis‑
siper; il peut être suivi de la perte de l'œil. Les
individus qui ont été affectés de la syphilis, ou qui
n'en sont pas tout à fait guéris, sont sujets à l'oph‑
talmie chronique.

Observation trente-deuxième.—M. E..., vingt ans, tempérament lymphatique nerveux, a éprouvé plusieurs attaques d'ophtalmie très douloureuse, qui l'ont confiné des mois entiers dans une chambre obscure. La médication la plus méthodique n'a pas arrêté la marche de la fluxion, ni sa réapparition à des époques variées. Il a fait un voyage à Aix en Savoie, dans l'été de 1845, il en est revenu plus faible, ayant les yeux plus rouges et la vue plus délicate.

Ayant compris qu'il fallait agir sur l'ensemble de l'organisation, donner plus d'activité au système cutané, modifier en même temps la sensibilité et la tonicité des paupières et de la muqueuse des yeux, M. E...... vint se soumettre au traitement hydrothérapique au mois de mars 1846.

Traitement. — Le matin, emmaillottement sec ; compresse rafraîchissante sur les yeux ; sueur ; bain entier, friction. A midi, bain de siége ; à quatre ou cinq heures, douche à pluie, remplacée plus tard par une grande douche. Friction avant de se mettre au lit.

Le traitement exalte un peu l'activité cérébrale du malade pendant trois à quatre jours. Un bain de siége en place de la douche, et un peu plus de modération dans le traitement, font disparaître cette légère excitation.

Le malade aime beaucoup à faire de la musique. Il faut le retenir pour qu'il ne s'y livre pas trop.

Il éprouve bientôt les heureux effets de l'hydrothérapie; il se sent plus fort et plus agile.

Après trois semaines de traitement, et sans cause occasionnelle apréciable, une fluxion oculaire, presque instantanée, se manifeste. Le malade en est effrayé; il redoute les douleurs vives qu'il a éprouvées à différentes fois. Je le fais coucher la tête un peu relevée; des compresse mouillécs à la plus basse température sont appliquées sur ses yeux, et renouvelées de minute en minute pendant trois heures consécutives. Le mouvement fluxionnaire est enrayé dans sa marche, et la tuméfaction palpébrale n'existait plus le soir. Le malade prit deux bains de siége.

Une nouvelle fluxion ayant affecté M. E..., une vingtaine de jours après la précédente, céda aux mêmes moyens.

Ces accidents ne se reproduisirent pas. M. E.... continua le traitement jusqu'au 15 du mois de juillet. Il vient souvent nous rendre visite, et par plaisir il ferait de l'hydrothérapie.

Nous avons vu à Græfenberg des ophtalmies d'une nature syphilitique, pour lesquelles certains malades étaient en traitement depuis un, deux et trois ans. N'allez pas leur dire que l'hydrothérapie seule ne peut pas guérir toujours ces sortes d'affections, vous seriez mal venu. L'un d'eux avait un ulcère syphilitique au-dessous de l'œil gauche, qu'il appelait une crise heureuse; il en était très satisfait. Les paupières de l'œil droit étaient tuméfiées, éraillées, et d'un si mauvais aspect, que le malade était obligé de porter un bandeau sur l'œil. A la vérité, ce malade était arrivé à Græfenberg dans un état désespéré, par suite du traitement mercuriel qu'il avait subi, et qui lui avait laissé une céphalalgie continuelle, et l'impossibilité de se mouvoir et d'agir à son gré. Ni ses jambes, ni ses bras n'obéissaient à sa volonté. S'il voulait aller à droite, ses jambes le portaient à gauche; il en était ainsi de tous les mouvements musculaires.

L'hydrothérapie avait fait disparaître la céphalalgie et rétabli l'harmonie entre le cerveau et les muscles locomoteurs.

Je conseillai à ce malade l'emploi de quelques médicaments d'un emploi facile, le chlorure d'or, l'iodure de potassium, comme adjuvants du traitement aqueux. Il avait pris en horreur les médicaments.

Il vint me voir cependant la veille de mon départ, et me souhaiter un bon voyage; il était triste et découragé; s'il n'avait pas été défiguré, il aurait quitté volontiers Græfenberg.

AFFECTIONS CUTANÉES.

Les maladies chroniques de la peau sont nombreuses, souvent difficiles et longues à guérir. Leur

répercussion est à craindre. Les prétendus dépuratifs du sang ont été inventés pour leur guérison. Le
médecin qui les traite doit exhorter à la patience les
personnes qui viennent réclamer ses soins et ses
conseils. Il faut du temps pour obtenir leur guérison complète.

L'hydrothérapie ayant une action directe et puissante sur le système dermoïde, ne peut qu'être avantageuse dans le traitement de ces maladies. Cependant, elle en triomphe moins vite que des affections catarrhales. Nous ne perdrons pas notre temps
à établir une théorie pour résoudre ce fait.

Observation trente-troisième. — M. G..., âgé de
cinquante-huit ans, est atteint depuis trente ans
d'une affection dartreuse qui se promène sur toute
la surface cutanée, et qui, malgré les nombreux
remèdes dont il a fait usage, lui cause des démangeaisons qui l'empêchent bien souvent de dormir.
Toute la face fut couverte de dartres à une époque
assez éloignée ; pour les faire disparaître, Alibert
employa la cautérisation avec le nitrate d'argent.

A part cette affection, M. G... jouit d'un bonne
santé, son tempérament tient du lymphatique ; il
est gros et gras. Il a été opéré, dans le temps, d'un
polype dans le nez, dont il n'est pas entièrement
guéri ; sa voix est nasillarde, surtout lorsqu'il mange
ou qu'il se livre à quelque exercice. Un des ma-

lades avec qui il s'est intimement lié l'appelle, en riant, le cachalot.

Le traitement éliminateur, dont la base est la sudation, est mis en usage. Le malade le supporte très bien. Il est, au reste, très exact à suivre les prescriptions et le régime hydrothérapiques.

Les sueurs deviennent faciles et très abondantes. M. G... néanmoins se sent de jour en jour plus de force vitale. Après deux mois de traitement, il prétend avoir rajeuni de dix ans.

Plus de soixante furoncles se sont successivement manifestés sur diverses parties du corps; l'un de ces exanthèmes, placé sur la crête du tibia, est resté très longtemps à se cicatriser.

M. G... sort de l'établissement à la fin de décembre, après quatre mois de traitement, sans la moindre apparence, sans le plus petit symptôme de son affection dartreuse. Je n'affirmerais pas cependant qu'il en soit complètement débarrassé. Sa maladie datait de si loin que le doute est bien permis à cet égard.

Mais une chose importante à considérer de l'effet du traitement hydrothérapique sur les membranes muqueuses, c'est que le nasillement de M. G... a diminué progressivement à mesure qu'il a avancé dans son traitement. L'épithète familière que lui avait donnée un ami ne lui était plus applicable lorsqu'il l'a eu terminé.

Observation trente-quatrième. — M. de La T.. , âgé de cinquante-cinq ans, tempérament bilieux, est affecté depuis plusieurs années d'une dartre squameuse humide qui occupe principalement les jambes, et qui a résisté à tous les traitements. Les démangeaisons qu'elle lui cause sont telles qu'il ne peut éviter de se gratter jusqu'à ce que le sang jaillisse de tous les capillaires cutanés. Un mois et demi du traitement hydrothérapique, quoique fait d'une manière très irrégulière (le malade remplissant une charge qui réclame sa présence depuis onze heures du matin jusqu'au soir), ont fait disparaître la démangeaison et le suintement des parties malades. M. de La T..... recommencera son traitement aux premiers beaux jours du printemps.

Observation trente-cinquième. — M. La M..., quarante-deux ans, tempérament bilieux, vint, au mois d'oct. 1846, à l'établissement de Longchamps pour une sécrétion dartreuse au cuir chevelu, où il éprouvait des démangeaisons très incommodes. Visage pâle, tirant sur le jaune ; une bande d'un brun foncé occupe le front ; peu d'appétit. M. La M... est très sensible au froid.

Trois semaines du traitement hydrothérapique, que des affaires l'obligent d'interrompre, ont opéré une métamorphose heureuse dans l'état du malade. Les démangeaisons ont cessé, le visage a pris de la

couleur; les digestions son devenues faciles; l'impression causée par le froid est tellement nulle que
M. La M... quitte son caleçon et son gilet de flanelle, dont il ne s'était pas dépouillé depuis quinze
ans; il affirme à tout le monde qu'il n'en portera
plus.

Ne voulant pas abuser de la patience de nos lecteurs, nous bornerons là nos citations. Elles prouvent suffisamment les résultats des procédés hydrothérapiques, qui, bien combinés, apportent inévitablement une modification dans les fonctions vitales, sans laquelle il est impossible de guérir les
maladies chroniques.

Chacun restera convaincu, d'après l'expérience,
que les fluides sont régénérés et améliorés, que les
sueurs activent en outre l'absorption intersticielle,
et que des ganglions anormaux, des tumeurs, des
engorgements lymphatiques, lorsqu'ils ne sont pas
à l'état squireux, peuvent disparaître peu à peu par
une action toute vitale, de la même manière que les
amas de graisse, dans les animaux hibernants, se
fludiifient et rentrent dans les voies de la circulation; que la rétrocession des vices arthitiques, rhumatismaux, etc., ne peuvent avoir lieu, puisque les
fonctions de la peau, des reins et des autres organes sécréteurs, devenues plus énergiques, éliminent

ces éléments morbides. Qu'enfin , agissant sur l'ensemble de l'organisme, la méthode hydrothérapique harmonise toutes les fonctions, active, modère ou régularise l'action nerveuse, et que, sous son influence, plusieurs affections, qui font le désespoir du malade et rendent souvent nuls les soins du médecin, éprouvent une heureuse modification.

L'hydrothérapie guérit souvent, soulage toujours, n'agrave jamais le mal. Cette méthode manifeste d'autant plus sa puissance, que jusqu'à présent elle n'a été appliquée qu'à des malades qui avaient essayé en vain les moyens curatifs de la médecine ordinaire.

CHAPITRE IV.

DE L'HYDROTHÉRAPIE CONSIDÉRÉE SOUS LE RAPPORT HYGIÉNIQUE.

Si l'application de l'hydrothérapie est efficace dans un grand nombre de maladies, plusieurs de ses procédés, dont l'emploi est simple et facile, deviennent des moyens très propres à l'entretien de la santé. Ces moyens ne sont pas nouveaux, mais en général on les néglige.

M. le professeur Scoutteten, auteur d'un très bon ouvrage qui a pour titre : *De l'Eau sous le rapport hygiénique et médical,* dans un rapport adressé au ministre de la guerre, a démontre l'importance des ablutions froides pour la santé du soldat; quelques baquets un peu grands auraient formé le matériel nécessaire à ces ablutions.

Le conseil de santé ne fut pas de l'avis de M. Scoutteten. Cependant tous les jours les chevaux de nos régiments sont étrillés, brossés épongés une heure le matin et une demi-heure l'après-midi, afin d'entretenir et de fortifier leur santé; les militaires qui les soignent ont la peau sale toute l'année; il ne leur est ordonné que de se laver la tête et les mains.

Il serait de la plus grande importance d'établir dans chaque collége, et surtout dans chaque caserne, une simple douche qui a pour effet de donner du ton à la peau, et de fortifier le corps. Rien n'est plus propre à dissiper promptement la lassitude qui suit un exercice long et forcé. C'est toujours avec plaisir que l'on prend une douche après l'avoir éprouvée seulement une fois.

Un tonneau élevé de cinq à six mètres au-dessus du sol et une pompe suffiraient. Après avoir reçu la douche pendant une ou deux minutes, et s'être habillé, chaque soldat pomperait une ou deux minutes : cet exercice aiderait à la réaction qui se manifeste, au reste, sous la douche même, par l'effet de la percussion de l'eau. C'est surtout dans les pays marécageux, et pendant les saisons chaudes et humides, que ce moyen d'hygiène si simple et si agréable devrait être mis en pratique. Le fera-t-on ? il est permis d'en douter. Nous ne sommes pas pour les moyens préservatifs. Nous devrions cependant prendre en considération les faits nombreux et décisifs sur les bons effets des affusions aqueuses dans les fièvres de mauvais caractère, sans oublier l'exemple fourni par les porteurs d'eau au Caire, qui ne sont jamais affectés de la peste.

Les heureux effets de l'hydrothérapie, que nous avons observés, que tous les gens de l'art, qui ont voulu s'en donner la peine, ont observés comme nous, sans être niés par les conseils de santé, ne portent pas les membres de ces conseils à en vérifier l'exactitude, et à adopter les mesures nécessaires pour en obtenir de semblables. Ils disent qu'il y a de l'exagération dans les idées de ceux qui préconisent l'hydrothérapie.

Il ne peut pas y avoir exagération dans les chiffres et dans les documents pris *de visu* dans des registres officiels, et sur une grande échelle.

Priesnitz a traité, depuis 1829 jusqu'à la fin de l'année 1845, 12,375 malades, qui tous avaient épuisé, pendant plusieurs années, les ressources ordinaires de la médecine. Un grand nombre d'entre eux ont resté deux ou trois ans à Græfenberg, quoique le régime alimentaire y laisse beaucoup à désirer. Eh bien, sur ces 12,375 malades, il n'en est mort que 66, c'est-à-dire 6 environ sur mille. La mortalité a été moins grande parmi ces individus malades, soumis au traitement hydrothérapique, que dans les circonstances ordinaires de la vie, chez des hommes en bonne santé. C'est sur les registres de l'administration de la police, à Freywaldau, que ce relevé a été pris.

On a fait la même observation dans les hôpitaux militaires d'Allemagne, où l'hydrothérapie a été admise. Cette méthode peut donc accroître la longévité. Ce qui, au reste, n'offre rien d'étonnant, puisqu'elle ranime peu à peu, et sans secousse, les fonctions organiques.

. Considérée sous le rapport hygiénique, la méthode hydrothérapique est complète sur tous les points. Rien ne peut lui être comparé. Ses heureux effets sont constants chez les enfants dont le développement est lent et pénible chez ceux d'un tempérament lymphatique. Sous son influence, quelques vieillards même ont vu renaître leurs forces vitales, et plusieurs femmes chlorotiques ont vite repris leur fraîcheur et leur beauté.

TABLE

DES MATIÈRES

—

FIN DE LA TABLE.

www.ingramcontent.com/pod-product-compliance
Ingram Content Group UK Ltd.
Pitfield, Milton Keynes, MK11 3LW, UK
UKHW022209120726
13694UKWH00002B/474